மருத்துவ ஆய்வுக்கூடங்களில் நடப்பது என்ன?

அக்கு ஹீலர் அ. உமர் பாரூக்

எதிர் வெளியீடு

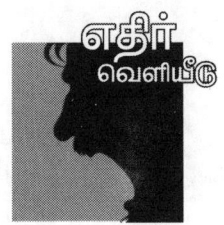

மருத்துவ ஆய்வுக்கூடங்களில் நடப்பது என்ன?
அக்கு ஹீலர் அ. உமர் பாரூக்

முதல் பதிப்பு: டிசம்பர் 2013
ஒன்பதாம் பதிப்பு: செப்டம்பர் 2023

எதிர் வெளியீடு,
96, நியூ ஸ்கீம் ரோடு, பொள்ளாச்சி - 642 002
தொலைபேசி: 04259 - 226012, 99425 11302

வடிவமைப்பு: ஜீவமணி

விலை: ரூ. 80

Maruthuva aayvukkoodangalil nadappathu enna
Acu Healer A. Umar Farook

Copyright © A. Umar Farook

First Edition: December 2013
Ninth Edition: September 2023

Published by
Ethir Veliyeedu, 96, New Scheme Road, Pollachi - 642 002
email: ethirveliyedu@gmail.com
www.ethirveliyeedu.com

ISBN: 978-93-84646-66-0
Printed at Jothy Enterprises, Chennai.

All rights reserved. No part of this book may be reprinted or reproduced or utilised in any form or by any electronic, mechanical or other means, now known or hereafter invented, including photocopying and recording, or in any information storage or retrieval system, without permission in writing from the Publisher.

இரத்தக் கறையோடு எழுதுகிறேன்...

சார்பு மருத்துவக் கல்லூரியில் படித்துக் கொண்டிருந்த போதும் சரி, ஆய்வுக்கூடங்களில் - இரத்த வங்கியில் பணிபுரிந்த போதும் சரி - என்னை ஈர்த்துக் கொண்டேயிருந்த ஒரு பொருள் - இரத்தம். இரத்தத்தின் உயிரணுக்கள், அதன் எதிர்ப்பு சக்தி, கொடுத்து வாங்கும் அதன் பணிகள் என்று இரத்தத்தைப் பற்றிய ஒவ்வொரு வரியும் குழந்தைப் பருவ மாயாஜாலக் கதைகள் அளவிற்கு சுவாரசியமானது.

கொஞ்சம் பெரியவனானதும் கதைகளில் வரும் பூதங்களைப் பற்றி கேள்வி கேட்கத் துவங்குவது போல, இரத்தம் பற்றிய புரிதல் துவங்கிய போது பரிசோதனைகளைப் பற்றிய கேள்விகள் எனக்குள் முளைவிடத்துவங்கின. முதல் வார்த்தைகளை பேச முயலும் மழலைகளிடம் 'அமைதியாக இரு'க்கச்சொல்லும் ஆங்கிலப் பள்ளிகளைப் போல - கேள்விகளைப் பந்தாடினார்கள் என் அருமை விரிவுரையாளர்கள்.

தொண்ணூறுகளின் மத்தியில் டாக்டர் சகோதரர்கள் என்று அழைக்கப்படும் டாக்டர். ஃபஸ்லுர் ரஹ்மான், டாக்டர். சித்திக் ஜமால் ஆகியோர் எழுதிய கட்டுரைகளை வாசிக்கும் வாய்ப்பு கிடைத்தது. ஆங்கில மருத்துவம் பயின்று அரசுப்பணியிலும், மருத்துவமனையிலும் மருத்துவம் செய்து கொண்டிருந்த டாக்டர் சகோதரர்கள் - 'ஆங்கில மருத்துவம் மனித குலத்தின் சாபக்கேடு' என்று அறிவித்து அத்துறையை விட்டு வெளியேறினார்கள். மரபுவழி மருத்துவங்கள் பற்றிய அவர்களுடைய தேடலில் கட்டுரைகள் தமிழ் மக்களுக்கு பரிசாகக் கிடைத்தன.

என்னுடைய கேள்விகள் டாக்டர் சகோதரர்களின் கட்டுரைகளின் வழியாக பலமடையத் துவங்கின. கேள்விகளைச்

சுமந்து கொண்டே, பொருளாதாரத் தேவைகளுக்காக சார்பு மருத்துவத்தைச் சார்ந்தே இருந்தேன். 2002 இல் ஒரு சிசு என்னை மரபுவழி மருத்துவத்திற்கு வழியனுப்பி வைத்தது.

நீண்ட காலமாக குழந்தையில்லாத ஒரு தம்பதி, என் நண்பர் வேலை பார்க்கும் மருத்துவமனைக்கு வந்தார்கள். அவர்களுக்கு பலவிதமான பரிசோதனைகள் செய்யப்பட்டு, பரிசோதனை முடிவுகளுக்கு சிகிச்சை அளிக்கப்பட்டது. (இப்போது நோயாளிக்கு சிகிச்சை அளிப்பதில்லை; பரிசோதனை முடிவுகளுக்குத்தான் மருத்துவர்கள் சிகிச்சை அளிக்கிறார்கள்). சிகிச்சை மேற்கொண்ட பெண்ணிற்கு உடலில் சில மாறுதல்கள் தெரிந்தன. கர்ப்பப்பை தொடர்பான சில தொந்தரவுகள் ஏற்பட்டன. ஸ்கேன் எடுக்குமாறு பரிந்துரைத்தார் மருத்துவர்.

கர்ப்பப் பையில் ஒரு கட்டி வேகமாக வளர்வதாகவும், அதன் வேகம் புற்று நோய் செல்களுக்கு இணையாக இருப்பதாகவும் ஸ்கேன் அறிக்கையின் வழியாக மருத்துவர் முடிவு செய்தார். அந்தக் கட்டியின் வேகமான வளர்ச்சி, அடுத்த கட்ட பரிசோதனைகளுக்கு செல்வதற்குக் கூட நேரம் தரவில்லை என்றும், பெண்ணைக் காப்பாற்றுவதற்காக கர்ப்பப்பையை நீக்கி விடலாம் என்றும் பரிந்துரைத்தார் மருத்துவர். கர்ப்பப்பை நீக்கப்பட்ட பிறகு தனக்கு குழந்தைகள் பிறப்பதற்கான வாய்ப்பே இல்லை என்ற அதிர்ச்சியை தன் மனைவிக்காக ஏற்றுக் கொண்ட கணவர் அறுவை சிகிச்சைக்கு சம்மதித்தார். அறுவை சிகிச்சை உதவியாளராகப் பணியாற்றிக் கொண்டிருந்த என் நண்பரும், நானும் ஸ்கேன் அறிக்கைகளையும், விசித்திரமான நோயாளிகள் பற்றியும் விவாதித்துக் கொள்வோம்.

கர்ப்பப்பை அகற்றும் அறுவை சிகிச்சை அந்தப் பெண்ணிற்கு முடிந்தது. அவர் உயிர் பிழைத்து விட்டார் என்று அறிவிக்கப்பட்டது. அறுவை சிகிச்சையில் அறுத்தெறியப்பட்ட உள்ளுறுப்புகளைப் பார்ப்பதற்காக வழக்கம் போல நாங்கள் அறைக்குள் செல்கிறோம். அறுத்து குப்பையில் வீசப்பட்ட கர்ப்பப்பையின் ஒரு பகுதியில் ஒட்டிக்கொண்டிருந்தது கட்டி அல்ல; அறுபது நாட்கள் வளர்ந்த கரு. அந்த சிசுவின் விரல்கள் அரிசி ஓவியம் போல நேர்த்தியாக இருந்தது. அறுவை சிகிச்சை உதவியாளர்கள் மருத்துவரிடம் தகவல் சொன்னார்கள். ஒரு

நிமிடம். ஒரே ஒரு நிமிடம் அதிர்ந்தார். அவருக்குள் இருந்த மனிதத் தன்மை வெளிப்பட்டது. அடுத்த நிமிடம் தொழில் முறை மருத்துவரானார். அதைப் பற்றி யாரிடமும் சொல்ல வேண்டாம் என்று அறிவுறுத்தினார். மருத்துவமனை பணியாளர்கள் அவர்கள் தொழில் தர்மத்தைக் கட்டிக் காத்தார்கள்... சம்பளத்தோடு.

கருவிலே வேரறுக்கப்பட்ட அந்தக் குழந்தைக்கு வாழும் வாய்ப்பை மறுத்தது யார்? ஸ்கேன் அறிக்கையா? அதை உறுதி செய்து கொள்ளாத மருத்துவரா? வணிக மயமான மருத்துவமா?

அந்த சிசு என்னோடு இரண்டு வருடங்கள் இருந்தது. அதை ஒரு கண்ணாடிக் குடுவையில் என்னோடு வைத்திருந்தேன். முழு வளர்ச்சியடையாத அந்தச் சிசுவின் கைகள் ஆங்கில மருத்துவத்தை விட்டு என் கழுத்தைப் பிடித்து வெளியே தள்ளியது.

கருவிகளின் கற்பனையில், காகிதங்களின் முடிவுகளில் இப்படி வாழ்க்கையை இழந்தவர்கள் பலர். கருவிகள் நமக்கு முதலாளிகள் அல்ல. கருவிகள் நமக்கு உதவி செய்வதற்காகத்தான். முடிவுகளை எப்போதும் அவை அறிவிப்பதில்லை. அறிவின் வழியாக முடிவுகளை அடைவது தான் அறிவியல்.

கடந்த பத்தாண்டுகளாக அக்குபங்சர் ஹீலராக மரபு வழி மருத்துவத் துறையில் நான் பணியாற்றுவதற்குக் காரணம் என் ஆங்கில மருத்துவ அனுபவங்கள். ஆய்வுக்கூடங்களைப் பற்றிய என் கருத்துக்களை இனி வரும் பக்கங்களில் உங்களோடு பகிர்ந்து கொள்வதில் மகிழ்ச்சி அடைகிறேன்.

என் ஒவ்வொரு எழுத்திற்கும் தூண்டுகோலாக, என் பின்புலமாக என்னோடு நிற்கும் கம்பம் அகாடமி கல்விக்குழுமத்தின் ஆயிரக்கணக்கான அக்கு ஹீலர்களுக்கும் அக்குபங்சர் ஹீலர்கள் கூட்டமைப்பின் மாநிலக் குழு உறுப்பினர்களுக்கும் என் ஒவ்வொரு வரியையும் வாசித்து கருத்துச் சொல்லும், உற்சாகப் படுத்தும் எழுத்தாளர் ம. காமுத்துரை, அக்கு ஹீலர்கள் மு. ஜெய்கணேஷ், அய். தமிழ் மணி ஆகியோரை என் ஒவ்வொரு நூலின் வழியாகவும் நினைவு கூர்கிறேன்.

என் முயற்சிகளை வெளிப்படுத்த உறுதுணையாக இருந்து உற்சாகப்படுத்தும் எழுத்தாளர். போப்பு, பத்திரிகையாளர் பி.என்.எஸ். பாண்டியன், இந்நூலை உங்களிடம் சேர்த்த எதிர் வெளியீடு ஆகிய அனைவருக்கும் நன்றிகள்.

அன்புடன்,
அக்கு ஹீலர் அ. உமர் பாருக்
healerumar@gmail.com

மாற்றுச் சிந்தனைகளை
மாணவப் பருவத்திலேயே
எனக்குள் விதைத்த தோழர்
முனைவர் இதயகீதன்
அவர்களுக்கு இந்த நூல்
பரிசளிப்பாக...!

இந்த வரிகளை
நான் பேனாவில் எழுதி
பதிப்பகத்திற்கு அனுப்பும் போது
உடனிருந்த தோழர் இதயகீதன் –
அச்சுப்பிரதி வருவதற்குள் காலமானார்.
அவருடைய சமூகப் பணிகளுக்கு
இந்நூல் சமர்ப்பணம்...

அறிவியலின் எதிரி

நம் உடலின் ஆரோக்கியம் சரியாக இருக்கிறதா, இல்லையா என்பதில் துவங்கி, என்னென்ன நோய்கள் நம் உடலில் குடியிருந்து கொண்டிருக்கின்றன, எந்தெந்த உறுப்புகளை அறுவை சிகிச்சையில் நீக்கலாம் என்பது வரை தீர்மானிக்கும் சக்தியாக நாம் நம்புவது இந்த மருத்துவ ஆய்வுகளைத்தான். கடவுளை நம்பாத மனிதர்கள் கூட உண்டு. ஆனால் 'டெஸ்டு'களை நம்பாத மனிதர்களே இல்லை என்று கூறுமளவிற்கு நம் நம்பிக்கை பெற்ற ஒன்றாக இந்த நூற்றாண்டில் ஆய்வுக்கூடங்கள் விளங்குகின்றன.

நாம் ஆய்வுக்கூடங்களின் முடிவுகளையும், அங்கு நடப்பது என்ன என்பதையும் ஆய்வு செய்வதற்கு முன்னால் மருத்துவத் துறையின் அறிவுசார் நடைமுறைகள் பற்றி அறிந்து கொள்வோம்.

ஒரு கண்டுபிடிப்பு நிரூபிக்கப்பட்ட பின்னால் பல வருடங்கள் கழித்து அது மறு ஆய்வுக்கு உட்படுத்தப்படும். அடிப்படை அறிவியலின் வழியில் தவறான ஆய்வுகள் திருத்திக் கொள்ளப்படும். இது அறிவியல் துறைகளுக்கான பொது விதியாகும். ஆனால் கொஞ்சம் சிந்தித்துப்பாருங்கள்... மருத்துவத்துறையில் இன்று இது நிகழ்கிறதா? போன நூற்றாண்டு வரை மாற்றங்களுக்கு உட்பட்ட மருத்துவ அறிவியல் இன்று எதிர்க்குரலற்று ஒற்றைப் பாதையில் கேள்விகளில்லாமல் பயணித்துக் கொண்டிருக்கிறது.

நுண்ணுயிரியலின் தந்தை என்று அழைக்கப்படும் லூயிஸ் பாஸ்டியர் 1864இல் ரத்த வெள்ளை அணுக்கள் உயிரற்றவை என்று கண்டுபிடித்தார். இன்று நாம் அதை நம்புகிறோமா? பாஸ்டியருக்குப் பின் வந்த நுண்ணுயிரியலாளர்கள் வெள்ளை அணுக்கள் உயிருள்ளவை என்பதையும், அவற்றின் இயக்கம்

குறித்த பல்வேறு கண்டுபிடிப்புகளையும் நிகழ்த்தினார்கள். பாஸ்டியர் போன்ற ஒரு பிரபல நபருக்கு எதிராக நாம் கண்டுபிடிக்கக்கூடாது என்று ஆய்வுகள் நிறுத்தப்படவில்லை. ஏனென்றால் உண்மையை நோக்கி நகருவதே அறிவியல்.

மருத்துவத்தின் தந்தை ஹிப்போகிரேட்டிஸ் மனித மூளை சளியால் ஆனது என்று கி.மு. 600களில் அறிவித்தார். இன்றும் அப்படியேதான் நாம் கூறிக் கொண்டிருக்கிறோமா? மருத்துவத்தின் தந்தை சொல்லி விட்டால் சரியாகத்தான் இருக்கும் என்று விட்டு விட்டோமா? ஹிப்போகிரேட்ஸ் காலத்தில் பிணங்களை அறுத்து ஆய்வு செய்துதான் முடிவுகளை வெளியிட்டார்கள். சில நேரங்களில் பிணத்தில் உள்ளுறுப்புகள் அழுகி விடவும் வாய்ப்புண்டு. அப்படி அழுகிய மூளையைக் கண்ட ஹிப்போகிரேட்ஸ் அது சளி என்று தவறாகப் புரிந்து கொண்டார் என்பதை பிற்காலத்திய அறிவியலாளர்கள் கண்டுபிடித்தார்கள். மூளை நரம்பு மண்டலத்தின் தொகுப்பு என்பதையும் நவீன மருத்துவ அறிவியலாளர்கள் இப்போது கண்டுபிடித்துவிட்டார்களல்லவா?

அப்படி எதிர் கேள்விகளில் இருந்துதான் அறிவியல் தன்னை தகவமைத்து வந்திருக்கிறது என்பது வரலாறு. இதற்கு மருத்துவ அறிவியல் ஒன்றும் விதிவிலக்கல்ல. ஆனால் இன்றைய மருத்துவ அறிவியல் கண்டுபிடிப்புகளுக்கு மாற்றான குரல்களை அறிவியலுக்கு எதிராகப் புரிந்து கொள்வதால் அப்படியான குரல்கள் அங்கீகாரம் பெறவில்லை. கிருமிகளைக் கண்டுபிடித்த லூயிஸ் பாஸ்டியரின் கண்டுபிடிப்பு நடந்த அதே காலத்தில் நடந்த டாக்டர். ஆண்டனி பீச்சாம்பின் கிருமி பற்றிய கண்டுபிடிப்புகள் வெளிப்படுத்தப் படவில்லை. மாற்று ஆய்வுகள் மழுங்கடிக்கப்படுவது அன்றே துவங்கிவிட்டது.

அந்த வரிசையில் மருத்துவ ஆய்வுகள் குறித்தும், ஆய்வுக்கூடங்கள் குறித்தும் குறைந்த அளவில் கூட விவாதங்களோ, விமர்சனங்களோ எழுப்பப்படுவதில்லை. ஆங்கில மருத்துவத்தின் சிகிச்சை முறைகள் குறித்தும், அதன் வணிக நோக்கம் குறித்தும் ஏராளமான செய்திகள் வெளிவந்து கொண்டிருக்கும் இக்காலத்தில் கூட, மருத்துவ ஆய்வுக்கூடங்களைப் பற்றிய செய்திகள் வெளிப்படவில்லை.

மருத்துவ ஆய்வுக்கூடங்கள் விமர்சனம் செய்யக் கூடாத அளவிற்கு அவ்வளவு புனிதமானவையா?

மருத்துவ ஆய்வுக்கூடங்கள் ஆங்கில மருத்துவத்தின் அடிப்படை அஸ்திவாரம். அதுமட்டுமல்லாமல், அறிவியல் பூர்வமானவை என்று நம்பப்பட்டு வருபவை. ஆங்கில மருத்துவத்தின் நோயறிதல் முறைகள் இவை என்ற காலம் போய், எல்லா மருத்துவங்களுக்கான பொது நோயறிதல் முறைகளாக ஆய்வுக்கூடங்கள் கருதப்படுகின்றன. மரபுவழி மருத்துவங்களின் தனித்தன்மையான நாடி பரிசோதனை போன்ற தொன்மையான கலைகளின் அழிவிற்கும் அடிகோலியவை இந்த ஆய்வுக்கூடங்கள்.

அறிவியல் கருவிகளான மைக்ரோஸ்கோப், கலோரி மீட்டர், செண்ட்ரிபியூஜ், ஆட்டோ அனலைசர், கம்ப்யூட்டர் போன்றவை பயன்படுத்தப் படுவதால் மருத்துவ ஆய்வுக்கூடங்கள் விஞ்ஞானிகளின் ஆய்வுக்கூடங்கள் அளவிற்கு மரியாதை செய்யப்படுகின்றன. ஆய்வுக்கூடங்கள் குறித்த விமர்சனங்களை எழுப்பும் நபர் அறிவியலுக்கு எதிரானவராக மாற்றப் படக்கூடும் என்பதால் இவ்வகை விமர்சனங்கள் முழுமையாக எழவில்லை.

வாருங்கள்... மருத்துவ ஆய்வுக்கூடங்களில் அப்படி என்னதான் நடக்கிறது? என்பதைப் பார்க்கலாம்.

ஆரோக்கியம் எவ்வளவு ரூபாய்?

ஆய்வுக்கூட நடைமுறை முரண்பாடுகளை நாம் மூன்று வகையாகப் பிரித்துப் புரிந்து கொள்ளலாம். ஒன்று - ஆய்வுக்கூடங்களின் வியாபாரம், இரண்டு - யூகத்தின் அடிப்படையிலான முடிவுகள், மூன்று - ஆய்வுகளின் குழப்பங்கள்.

முதலில் மருத்துவ ஆய்வுக்கூடங்களில் நடைபெறும் வியாபாரம் பற்றிப் பேசலாம். ஒரு மருத்துவர் நம்மை ஆய்வுக்கூடத்திற்கு அனுப்புவதற்கு என்ன காரணம்?

ஒன்று - நம் உடல்நலம் பற்றிய மருத்துவருடைய சில சந்தேகங்களை தீர்த்துக் கொள்வது. இரண்டு - ஆய்வுகளுக்குப் பரிந்துரைப்பதன் மூலம் ஆய்வகங்களில் இருந்து கிடைக்கும் கமிஷனைப் பெறுவது.

இன்றைய சூழலில் நம் எல்லோருக்கும் தெரியும் ஆய்வுக்கூடங்கள் பரிசோதனைக்குப் பரிந்துரைக்கும் மருத்துவர்களுக்கு கணிசமான கமிஷனை வழங்குகின்றன என்பது. இந்த லாபமே நோயாளிகளை அதிக அளவில் பரிசோதனைகளுக்கு அனுப்புவதற்கும், வீணான பரிசோதனைகளைப் பரிந்துரைப்பதற்கும் முக்கிய காரணமாக இருக்கிறது.

சாதாரணமாக, நூறு ரூபாய்க்கு பரிசோதனை பரிந்துரைக்கப் படுமானால் அதில் மருத்துவருக்கு குறைந்தது நாற்பது ரூபாய் கமிஷனாக வழங்கப்படுகிறது. இந்த சதவீதம் கிராமங்களிலும், சிறு நகரங்களிலும் கடைபிடிக்கப்படுவது. நகரங்களிலும், பெருநகரங்களிலும் அதிகபட்சமாக எழுபது ரூபாய் வரை கமிஷனாக வழங்கப்படுகிறது. அதாவது நாற்பது சதவீதத்தில் இருந்து எழுபது சதவீதம் வரை கமிஷனாக மட்டுமே

வழங்கப்படுகிறது. இவ்வளவு பெரிய பங்கினை கமிஷனாக மட்டுமே அளித்துவிட்டால் பரிசோதனை செய்வது சாத்தியமா?

சென்னை போன்ற பெருநகரத்தில் ஒரு பெரிய இடத்தை வாடகைக்குப் பிடித்து மருத்துவ ஆய்வுக்கூடம் அமைத்து, அதில் தேவையான ஆய்வுக் கருவிகள் வாங்கி வைக்க வேண்டும். பரிசோதனை செய்வதற்காக படித்த டெக்னீசியன்கள், ஒரு சீனியர் டெக்னீசியன், இன்னும் சில ஆய்வுக்கூடங்களில் மருத்துவரும் கூட தேவைப்படுவார். இவ்வளவு நபர்களின் சம்பளம் மற்றும் பரிசோதனைகள் செய்வதற்கான வேதியியல் பொருட்கள்... இப்படி ஒரு கணக்குப் போட்டுப் பாருங்கள்.

நூறு ரூபாய்க்கு பரிசோதனை செய்யும்படி சொல்லும் மருத்துவருக்கு நாற்பது ரூபாயிலிருந்து எழுபது ரூபாய் வரை கமிஷன், பரிசோதனைகளைச் செய்வதற்கு இவ்வளவு அடிப்படை வசதிகள் தேவைப்படுகின்றன. கமிஷன் போக எஞ்சிய தொகையில் ஆய்வுக்கூடத்தின் நியாயமான செலவுகளைக் கவனிக்க வேண்டும். இவ்வளவும் செலவு செய்து, மருத்துவர்களுக்கு கமிஷனும் கொடுத்து ஆய்வுக்கூடம் வைத்திருப்பவர் அதனை ஒரு லாபகரமான தொழிலாக நடத்திக் கொண்டிருக்கிறார் என்றால் அங்கு பரிசோதனைகள் செய்யப்படும் என்பதை எதை வைத்து நம்புவது? அல்லது பரிசோதனைகளின் அடக்கச் செலவு சில பைசாக்களில் முடிந்து விடுகிறதா?

இப்படி ஆய்வுக்கூடங்களில் கமிஷன் கொடுக்கப்படுவது மருத்துவக் கவுன்சில்கள் வரை வெளிப்படையாகத் தெரியும். இந்திய மருத்துவக் கவுன்சில் (MCI) மருத்துவர்களுக்கான நெறிமுறைகளில் இப்படிக் கமிஷன் பெறுவதைத் தடை செய்திருக்கிறது. நெறிமுறைகளைக் கடைபிடிக்கும் பழக்கம் நமக்கு இருந்திருந்தால் மருத்துவ உலகம் மட்டுமல்ல எல்லா துறைகளும் இப்படி மாறியிருக்குமா? இந்திய வழக்கப்படி எந்த விதிமுறைகளும் மருத்துவத் துறையினுள்ளும் கடைபிடிக்கப்படுவதில்லை.

சமீபத்தில் இந்தி நடிகர் அமீர்கான் 'சத்ய மேவ ஜெயதே' என்ற விவாத அரங்கத்தை நடத்தினார். ஸ்டார் டிவி, டிடி டி.வி உட்பட பல்வேறு மாநில மொழிகளில் ஒளிபரப்பாகும் பல தொலைக்காட்சிகளில் இந்த நிகழ்ச்சி ஒளிபரப்பானது. இந்தியா

முழுக்க பேசப்பட்ட, பாராளுமன்றத்தின் கவனத்தையும் ஈர்த்த நிகழ்ச்சி இது.

இதன் ஒரு பகுதியாக மருத்துவத் துறை குறித்த விவாதமும் நடைபெற்றது. அதில் இந்திய மருத்துவக் கவுன்சில் தேசிய பொறுப்பாளர் முதல் பல்வேறு துறை சார்ந்த மருத்துவர்களும் கலந்து கொண்டனர். அதில் மும்பையைச் சேர்ந்த ஒரு ஆய்வுக்கூட பொறுப்பாளர் ஆய்வுக்கூடங்களின் கமிஷன் முறை பற்றி தெளிவாக எடுத்துரைத்தார். அந்நிகழ்ச்சியில் வெளிப்பட்ட இன்னொரு ரகசியம் - பேஷின் பரிசோதனை.

அதென்ன பேஷின் டெஸ்ட்?

மருத்துவர் பரிந்துரைத்த எல்லா பரிசோதனைகளுக்கான கட்டணத்தையும் ஆய்வுக்கூடம் பெற்றுக் கொள்ள வேண்டும். நோயாளியிடம் இருந்து இரத்த மாதிரியையையும் எடுத்துக் கொள்ள வேண்டும். அப்புறம் எல்லா பரிசோதனைகளுக்கான ரிப்போர்ட்டையும் நார்மல் என்று கொடுக்க வேண்டும்.

அப்படியானால் இரத்தத்தை என்ன செய்வார்கள்?

அதைத்தான் பரிசோதனையின் பெயர் சொல்கிறது. நோயாளியிடமிருந்து பெறப்பட்ட எல்லா மாதிரிகளையும் வாஷ் பேஷினில் கொட்டி விட வேண்டும். இதுதான் பேஷின் பரிசோதனை. சாதாரணமான பரிசோதனைகளுக்கு வழங்கப்படும் கமிஷனை விட இந்த சிறப்பு டெஸ்ட்டிற்கு கூடுதலாக மருத்துவர்களுக்கு கமிஷன் தந்துவிட வேண்டும்.

இதெல்லாம் சரி... பரிசோதனையே இல்லாமல் நார்மல் என்ற ரிப்போர்ட்டோடு மருத்துவரிடம் திரும்பும் நோயாளியின் நிலைமை என்ன? அதெல்லாம் ஒன்றும் ஆகாது. ஏனென்றால் அவர் உடலில் ஒன்றும் இல்லை என்று தன்னுடைய உடற்சோதனைகள் மூலம் மருத்துவர் அறிந்த பின்புதான் நோயாளி ஆய்வுக்கூடத்திற்கு அனுப்பப்படுகிறார்.

வட மாநிலங்களில் மருத்துவர்கள் எப்படியெல்லாம் கொள்ளையடிக்கிறார்கள் என்று தமிழ் மக்கள் அதிர்ந்த போது தான், தொலைக்காட்சி தொகுப்பாளர் கோபிநாத் நடத்திய ‘நம் தேசம் நம் மக்கள்’ நிகழ்ச்சி இன்னொரு ரகசியத்தைப் போட்டு உடைத்தது. வட மாநிலங்களில் பேஷின் டெஸ்ட்

என்ற பெயரில் நடத்தப்படும் அதே சிறப்புப் பரிசோதனை தமிழ்நாட்டில் ஸிங்க் டெஸ்ட் என்ற பெயரில் நடத்தப்படுகிறது என்பதை சென்னையைச் சேர்ந்த ஒரு ஆய்வுக்கூட பொறுப்பாளர் வெளிப்படுத்தினார்.

மொத்தத்தில் மருத்துவ ஆய்வுக்கூடங்கள் பரிசோதனைக்குப் பரிந்துரைக்கும் மருத்துவருக்கு கமிஷன் அளிப்பது வெளிப்படையான விஷயமாக மாறிப்போயிருக்கிறது. பரிசோதனைக்காக நோயாளி வழங்கும் கட்டணத்தில் பெரும்பகுதி இப்படி கமிஷனாக வழங்கப்படுவதால் அந்தப் பரிசோதனை உண்மையாகவே செய்யப்பட்டிருக்கும் என்பதற்கு எந்தவித உத்திரவாதமும் கிடையாது. அதே போல நோயாளியின் உடல்நிலையை தெரிந்து கொள்வதற்காகத்தான் மருத்துவர் பரிசோதனைக்கு அனுப்புகிறார் என்பதையும் முழுமையாக நம்ப முடியாது.

அதிகமான பரிசோதனைகளைப் பரிந்துரைப்பவர்தான் நல்ல மருத்துவர் என்ற கற்பனையும் மக்களிடையே இருந்து வருகிறது. பரிந்துரைக்கப்பட்ட பரிசோதனைகள் தேவையற்றதாக இருந்து, அதன் பரிசோதனை முடிவுகள் நார்மல் என்று வரும் போது நோயாளி கோபப்படுவதற்குப் பதிலாக எந்த நோயும் இல்லை என்று ஆறுதல் அடைகிறார். "பணம்தானே போச்சு. உடல் நல்லா இருப்பதே போதும்" என்ற பொதுப்புத்தி மக்கள் மனங்களில் பழக்கப்படுத்தப் பட்டிருக்கிறது. இந்த எண்ணமே தேவையற்ற பரிசோதனைகளின் வழியாக, தேவையற்ற சிகிச்சைகளாக மாறி உடல் நலத்தைச் சூறையாடுகிறது.

> *"மருத்துவ அறையை பொருள் ஈட்டும் அறையாக மாற்றாதே...*
>
> *மருத்துவமனைக்குள் நோயுடன் வருபவர்களை காசு காய்க்கும் மரமாக உலுக்காதே!"*

என்ற ஆங்கில மருத்துவத்தின் தந்தை டாக்டர். ஹிப்போகிரேட்ஸின் வார்த்தைகள் உண்மையாகி விடக்கூடாது.

மருத்துவ ஆய்வுக்கூடங்களில் இப்படி வியாபாரம் நடப்பது உண்மைதான். அதை மட்டும் வைத்துக் கொண்டு ஆய்வுகளை, பரிசோதனைகளை உபயோகம் அற்றவை என்று சொல்லிவிட முடியுமா?

மாற்றமும், ஏமாற்றமும்

பயன்பாட்டு நிரூபண ஆய்வின் அடிப்படையில் இப்பகுதியில் சில ஆய்வுக்கூடங்களின் பரிசோதனை முடிவுகளைப் பார்க்கலாம். இங்கு இரு நபர்களின் ஆய்வுக்கூட முடிவுகள் தரப்பட்டுள்ளன.

ஒருவர் குறிப்பிட்ட ஒரே நாளில் ஐந்து ஆய்வுக்கூடங்களில் தன்னுடைய இரத்த வெள்ளை அணுக்களின் எண்ணிக்கையையும், இரத்தத்திலுள்ள ஹீமோகுளோபின் அளவையும் பரிசோதனை செய்துள்ளார். ஒவ்வொரு ஆய்வுக்கூடமும் என்ன மாதிரியான முடிவுகளைக் கொடுத்துள்ளன என்று பாருங்கள்.

பரிசோதனை எடுக்கப்பட்டவரின் பெயர்: அ. தமீம் அன்சாரி

பரிசோதிக்கப்பட்ட தேதி: 18.10.2012

பரிசோதனையின் பெயர்	லேப் 1	லேப் 2	லேப் 3	லேப் 4	லேப் 5
வெள்ளை அணுக்களின் எண்ணிக்கை	5,600	7,900	8,500	9,150	10,100
ஹுமோகுளோபின்	11.9 கி	12.8 கி	13.5 கி	12.6 கி	14.5 கி

இப்பரிசோதனைகள் ஒரே நாளில், சுமார் ஒரு மணி நேரத்திற்குள் எடுக்கப்பட்டவை. இதில் எவ்வளவு வேறுபாடு?

வெள்ளை அணுக்களின் எண்ணிக்கை 5,600 அணுக்கள் முதல் 10,100 வரை கொடுக்கப்பட்டுள்ளது. ஹீமோகுளோபின் 11.9 முதல் 14.5 கிராம் வரை கொடுக்கப்பட்டுள்ளது.

உண்மையில் அவருக்கு எவ்வளவுதான் இருக்கிறது? இதில் அதிகப்படியாகக் கொடுக்கப்பட்ட அளவு 14.5 கிராம். குறைந்த

பட்ச அளவு - 11.9 கிராம். சுமார் 2.6 கிராம் அளவிற்கு வேறுபாடு உள்ளது.

இதே வேறுபாட்டோடு ஒரு நோயாளி பரிசோதிக்கப்பட்டால், அவருக்கு உண்மையில் 11 கிராம்தான் இருக்கிறது என்று வைத்துக் கொண்டால் அதிலிருந்து 2.6 கிராம் வேறுபாடு வருமானால் 8.4 கிராம் இருப்பதாக ரிப்போர்ட் வரும். இதை நம்பி அவருக்கு பல குளுக்கோஸ் பாட்டில்களும், இரத்தமும் ஏற்றப்பட்டிருக்கும். அதே போல வெள்ளை அணுக்களில் இவ்வளவு வேறுபாடுள்ள ரிப்போர்ட் தரப்படுமானால் அவருடைய எதிர்ப்பு சக்தி குறைந்து போயிருப்பதாகக் கூறி, பலவகையான புதிய பரிசோதனைகளைப் பரிந்துரைத்திருப்பார்கள். அல்லது வெள்ளை அணுக்கள் கூடுவதற்காக என்று பல வகையான விலை உயர்ந்த சிகிச்சைகளைத் துவங்கியிருப்பார்கள்.

வெள்ளை அணுக்கள் பரிசோதனைக்குப் பதிலாக இரத்தத் தட்டுக்கள் என்று அழைக்கப்படும் பிளேட்லெட்டுகளின் எண்ணிக்கை பரிசோதனையில் இதே வேறுபாடு காட்டப் பட்டிருக்குமானால், அவருக்கு இந்நேரம் டெங்கு காய்ச்சல் என்று முத்திரை குத்தப்பட்டிருக்கும். டெங்குக் காய்ச்சலின் பெயரால் தனியார் மருத்துவமனைகள் அடித்த கொள்ளையில் இந்தப் பரிசோதனை செய்த குற்றத்திற்காக நாமும் இரையாக வேண்டியது இருந்திருக்கும்.

இந்த ஆய்வுக்கூட அறிக்கைகள் நோயாளிகளுக்கு உதவுவதற் காகவா? அல்லது நோயாளிகளை உருவாக்குவதற்காகவா?

உங்கள் ஊரில் உள்ள சிறந்த ஐந்து ஆய்வுக்கூடங்களை நீங்களே தேர்வு செய்யுங்கள். காலை எட்டு மணிக்கெல்லாம கிளம்பி ஒவ்வொரு ஆய்வுக்கூடமாகப் போய் மேற்கண்ட பரிசோதனைகளைச் செய்யுமாறு ஒரு துளி இரத்தத்தைக் கொடுங்கள். உண்மையைத் தெரிந்து கொள்வதற்காக ஒரு துளி இரத்தத்தைச் செலவு செய்யலாம்தானே?

ஒரு ஆய்வுக்கூடம் ஒரு விரலில் இரத்தம் எடுத்தால், அடுத்த ஆய்வுக்கூடத்தில் அடுத்த விரலைக் காட்டுங்கள். இன்னொரு ஆய்வுக்கூடம் செல்லும் போது இன்னொரு விரலைக் காட்டுங்கள். மற்ற விரல்களில் புண் என்றோ, நகச்சுத்தி என்றோ

கூறிக் கொள்ளலாம். பரிசோதனைகளைப் பரிசோதிப்பதற்காகத் தான் நீங்கள் வந்திருக்கிறீர்கள் என்று தெரிந்துவிட்டால் ஆய்வுக்கூடங்கள் இணைந்து கூட்டணி அறிக்கையை அளிக்க வாய்ப்பிருக்கிறது.

இப்படி, ஐந்து ஆய்வுக்கூடங்களிலும் பரிசோதனைக்குக் கொடுத்து பின்பு முடிவுகளை வாங்கிப் பாருங்கள். ஒரு ஆய்வுக்கூடம் கொடுத்த ரிப்போர்ட்டை இன்னொரு ஆய்வுக்கூடம் தந்திருக்காது. ஒவ்வொரு ரிப்போர்ட்டும் ஒவ்வொரு மாதிரி இருக்கும். இதுதான் நாம் நம்புகிற பரிசோதனைகளின் தன்மை.

இதென்ன? சின்னச் சின்ன பரிசோதனைகளைக் காட்டி அதன் தன்மையைச் சந்தேகப்பட முடியுமா? நல்ல பெரிய டெஸ்ட்டா சொல்லுங்க... என்ற கேள்வி உங்களுக்குள் உருவாகிறதா?

சரி, வாருங்கள் அதையும் பார்த்து விடலாம்.

மேலே நாம் பார்த்த ஆய்வுக்கூட அறிக்கைகள் தேனி மாவட்டம் கம்பத்தில் எடுக்கப்பட்டவை. இப்போது நாம் பார்க்கவிருப்பவை கேரளாவில் மரபுவழி ஆயுர்வேத வைத்தியர். மோகனன் அவர்களால் வெளியிடப்பட்டவை. (கேரளா முழுவதும் உணவுகளில் கலந்துள்ள கொடூரமான நச்சுக்களை அடையாளம் கண்டு, அது குறித்த விழிப்புணர்வை ஏற்படுத்தி வருபவர்தான் உணவு ஆய்வாளர், வைத்தியர் மோகனன்.) அவருடைய இணைய தளத்தில் இது போன்று நிறைய பரிசோதனைகளின் ரிப்போர்ட்டுகள் வெளியிடப்பட்டுள்ளன.

பரிசோதனை செய்யப்பட்டவரின் பெயர்: முகமது

பரிசோதிக்கப்பட்ட தேதி: 20.2.2012

பரிசோதனையின் பெயர்	லேப் 1	லேப் 2	லேப் 3	லேப் 4	லேப் 5
கிரியாட்டினின்	3.0மி.கி	4.2மி.கி	7.4மி.கி	7.5மி.கி	8.2மி.கி

இதில் முக்கியமான விஷயம் என்ன தெரியுமா? இந்த கிரியாட்டினின் என்ற பரிசோதனையை வைத்துத்தான் சிறுநீரகத்தின் இயக்கத்தைக் கண்டுபிடிக்கிறார்கள். மேலே கொடுக்கப்பட்டுள்ள அளவு வேறுபாட்டோடு ரிப்போர்ட் கொடுக்கப்பட்டால் இந்த நோயாளி சிறுநீரக சுத்திகரிப்பிற்கு

Near Gandhi Si...
CUMBU...

3944

...me : THAMEEM ANSARI

...r. SELF.,

...OOD :

Total WBC count : 5,600 cells / cumm

HB % : 11.9 gms %

...TOLOGY | VALUE | UNITS | NORMA...
HAEMOGLOBIN : 14.5 GMS 1...
TOTAL WBC COUNT : 10,100 CELLS/CUMM 40...

Received On : 152 ... 18/10/...

MEDICAL TECHNOLOGIS...

Name : Mr.A.ThameemAnsari
Ref. By Dr. A.Umar Farooq MD(Acu)...

Investigation Report

BLOOD:

Total WBC Count : 9,150 Cells/cu...

Haemoglobin : 12.6 gms (84 %)

****

Sex : Male
Age : 30
Patient's No. : 04
Received on : 18/10/2012

Tameem Ansari

...2012

VALUE | UNITS

...BC count : 8,500 cells / cum

...COUNT:
...nophils : 53 %
...phocytes : 42 %
...inophils : 05 %

ESR:
30 Minutes : 04 mms
60 Minutes : 12 mms
HB % : 13.5 gms %

Patient's Name : Thameem Ansari
Self

Age...

BLOOD :

BLOOD Hb : 12.8 gms %

TOTAL COUNT : 7900 cells/c.mm

18.10.12

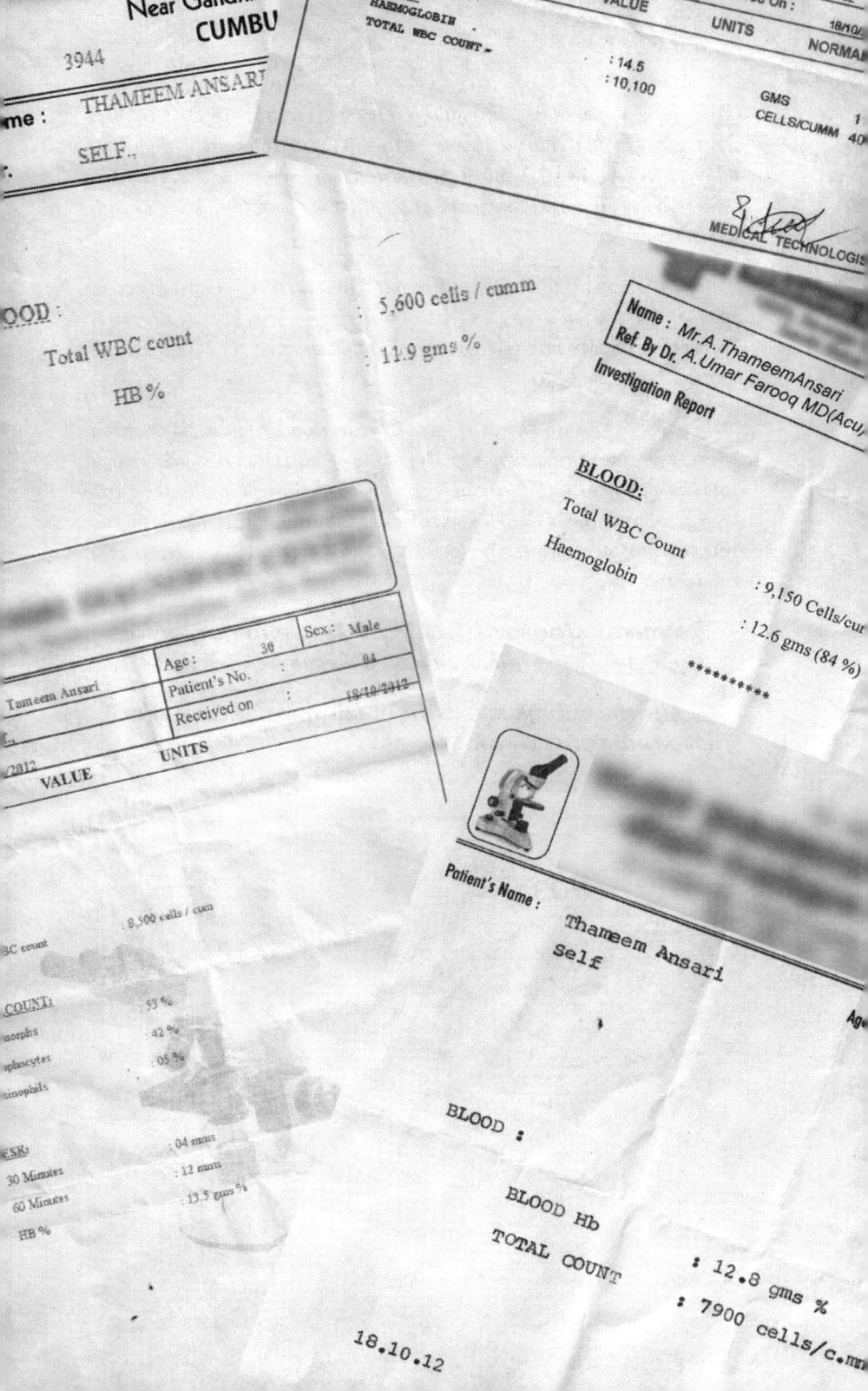

(கிட்னி டயாலிசிஸ்) அனுப்பப்பட்டிருப்பார். இதே மாதிரி தொடர்ந்து ரிப்போர்ட்டுகள் வழங்கப்படுமானால் சிறுநீரக சுத்திகரிப்பிலிருந்து அவர் சிறுநீரக மாற்று அறுவை சிகிச்சைக்கு பரிந்துரைக்கப்பட்டு தன்னுடைய சிறுநீரகங்களை இழந்திருக்கவும் வாய்ப்புண்டு.

இதே போல இன்னும் நிறைய முரண்பட்ட பரிசோதனை முடிவுகள் உள்ளன. பக்க எல்லை கருதி அவற்றை வெளியிடவில்லை. இவற்றை நீங்களே கூட பரிசோதித்துப் பார்க்கலாம்.

இதிலிருந்து நாம் என்ன புரிந்து கொள்ளலாம்? இக்கட்டுரையின் முன்பகுதியில் நாம் பார்த்தது போல இது வியாபாரம்தான் என்று முடிவுக்கு வந்துவிட வேண்டாம். ஏனெனில், வியாபாரத்தையும் கடந்து உண்மையில் பரிசோதனைகள் செய்யப்பட்டாலும் இதன் முடிவுகள் இப்படி ஏற்ற இறக்கத்தோடுதான் இருக்கும். அது உண்மைதான்.

இவ்வளவு வேறுபாட்டோடு பரிசோதனை முடிவுகள் இருந்தால் இதை நம்பி எப்படி சிகிச்சை அளிப்பது?

அதுதான் ஆய்வுக்கூட நோயறிதல் முறைகளில் உள்ள பிரதானமான கேள்வி.

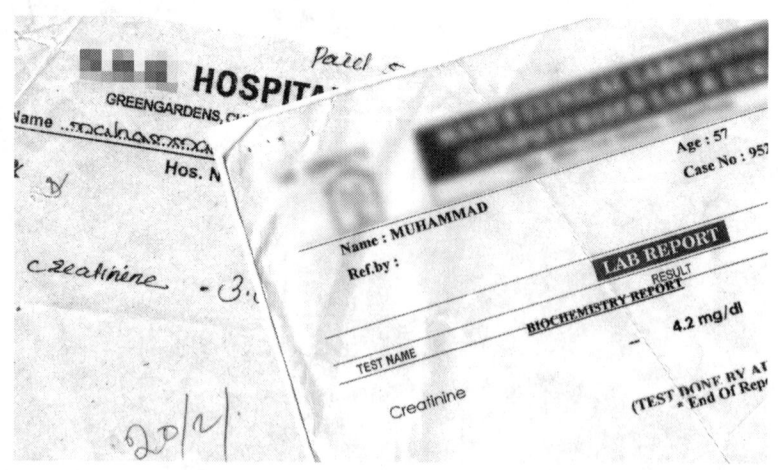

22 | மருத்துவ ஆய்வுக்கூடங்களில் நடப்பது என்ன?

சராசரி என்பதே கற்பனை

முன்பெல்லாம் மருத்துவர்கள் நோயாளியின் உடல் அறிகுறிகளைத்தான் முக்கியமான விஷயமாகப் பார்ப்பார்கள். ஆய்வுக்கூட முடிவுகள் இரண்டாம் பட்சம்தான். ஆனால், இப்போது நோயாளியை நிமிர்ந்து கூட பார்க்க நேரமில்லாமல் வெறும் ஆய்வுக்கூட முடிவுகளை வைத்து சிகிச்சையளிக்கிறார்கள் மருத்துவர்கள்.

மணிப்பால் பல்கலைக்கழகத்தின் முன்னாள் துணைவேந்தரும், இதய நோய் சிறப்பு மருத்துவருமான பேராசிரியர் டாக்டர். ஹெக்டே

"நோயாளியின் படுக்கையருகே கற்பதே மருத்துவத்தின் அடித்தளம். ஆனால் அந்த அடிப்படைத் தேவையை புறக்கணித்து, உயர் தொழில்நுட்ப ஆய்வுகளை எதிர்பார்த்தே வாழும் மேற்கத்திய வணிக மருத்துவத்தை நம் மருத்துவர்கள் பெரிதும் சார்ந்தவர்களாகி வருகிறார்கள். உடலின் சிறு சிறு மாற்றங்களைப் பெரிது படுத்தி பயமுறுத்துகின்றன உயர் தொழில் நுட்ப ஆய்வுக்கருவிகள். இதுவே ஒரு மாபெரும் வணிகமாக செழித்து வருகிறது."

என்று எழுதியுள்ளார்.

டெக்ஸாஸ் இதய மருத்துவமனை இதழின் தலையங்கம் "நோயாளியுடன் மருத்துவருக்கு நேரடி பேச்சுப் பகிர்வு இல்லாமையால் அமெரிக்க மருத்துவம் செத்து வருகிறது" என்று வருந்துகிறது.

உடலை, அதன் இரத்தத்தை பரிசோதனைக்கு உட்படுத்தும் போது எங்கே தவறு நிகழுகிறது? அதன் முடிவுகள் ஏன் மாறுபடுகின்றன?

பிரச்சினை துவங்குவது - அதன் சராசரி முடிவுகளில் இருந்துதான். "இவ்வளவு இருந்தால் நார்மல்" என்று ஒரு வரையறையை, ஒரு சராசரி அளவை நிர்ணயித்துக் கொண்டு பரிசோதனைகளை ஒப்பிடுவது ஆய்வுக்கூடங்களின், மருத்துவர்களின் வழக்கம்.

உதாரணமாக உங்கள் உடலில் சாதாரண நிலையில் எவ்வளவு இரத்தம் இருக்க வேண்டும்? நாளிதழ்களில், மருத்துவ மாத இதழ்களில் நீங்கள் படித்திருப்பீர்கள் தானே? 4.5 லிட்டர் முதல் 6 லிட்டர் வரை இரத்தம் சராசரியாக மனித உடலில் இருக்க வேண்டும் என்று கூறுகிறது ஆய்வுக்கூட முடிவுகள்.

சரி, இந்த அளவுதான் இருக்க வேண்டும் அல்லது இருக்கிறது என்பதை எப்படிக் கண்டுபிடித்தார்கள்? இந்தக் கேள்வி மிக முக்கியமானது. ஏனென்றால், நம்முடைய இரத்த அளவை குத்து மதிப்பாக அளந்து இந்த சராசரி அளவோடு ஒப்பிட்டுத்தான் நாம் நோயாளியா இல்லையா என்பதையே முடிவு செய்கிறார்கள். அதனால் சராசரி அளவை எப்படிக் கண்டுபிடித்தார்கள் என்று கேட்பது மிக முக்கியம். ஒரு மனித உடலில் 4.5 லிட்டர் முதல் 6 லிட்டர் வரைதான் இரத்தம் இருக்கிறது என்பதை எப்படிக் கண்டுபிடிப்பது?

என் உடலில் உள்ள இரத்தத்தின் அளவை அளக்க வேண்டுமானால் என்ன செய்யலாம்?

என்னுடைய எல்லா இரத்தத்தையும் வெளியே எடுக்க முடியுமா?

அப்படி எடுத்தால் இரண்டு பிரச்சினைகள் வரும். ஒன்று, இரத்தம் எடுக்கப்பட்ட நோயாளி இறந்து விடுவார். இரண்டு, எடுக்கப்பட்ட இரத்தம் உறைந்து விடும். உறைந்த இரத்தத்தை வைத்து லிட்டர் அளவெல்லாம் எடுக்க முடியாது; கிலோ கணக்கு தான்.

அப்படியானால் இந்த சராசரி அளவு எங்கிருந்து கிடைத்தது?

இறந்த பிணங்களில் இருந்து அளந்து இருப்பார்களோ?

அப்படி பிணங்களில் இருந்து பரிசோதித்தால் சராசரி அளவு கிலோ கணக்கில்தான் வரும். அப்படி இருக்க முடியாது. உங்களுக்கு ஏதாவது யோசனை தோன்றுகிறதா?

ஏதாவது மிருகங்களிடம் இருந்து இரத்தத்தைப் பரிசோதித்து, மனித உடல் அளவோடு ஒப்புமை செய்து கொண்டார்களோ?

மனித உடலின் இரத்த ஓட்ட மண்டலமும், விலங்கினங்களின் இரத்த ஓட்ட மண்டலமும் வெவ்வேறுதான். அதை வைத்து முடிவிற்கு வர வாய்ப்பில்லை.

உடலிற்கு வெளியே இரத்தத்தை எடுத்து சுத்திகரிக்கும் டயாலிசிஸ் மிஷினின் உதவியோடு அளக்க வாய்ப்பிருக்கிறது. ஆனால், டயாலிசிஸ் மிஷின் கண்டுபிடிப்பதற்கு முன்பிருந்தே இந்த சராசரி அளவு நடைமுறையில் உள்ளது. அதே போல, இரத்தம் உறையாமல் தடுக்கும் மருந்துகளை ஒருவர் இறக்கும் முன்பே அவருக்கு கொடுத்து, இறந்த பின்பு பரிசோதனை செய்திருப்பார்களோ? அப்படியென்றாலும் உறையாத ஹெபாரின் போன்ற வேதியியற் பொருட்கள் கண்டுபிடிப்பதற்கு முன்பே இந்த சராசரி அளவு இருக்கிறதே.

எப்படியோ... ஒரு நபரின் இரத்த அளவை நாம் கண்டுபிடித்து விட்டோம். அதே அளவுதான் இன்னொரு நபருக்கு இருக்க வேண்டும் என்ற கட்டாயம் ஏதாவது இருக்கிறதா?

உலகில் உள்ள 600 கோடி மக்களுக்கும் இவ்வளவுதான் நார்மல் என்று சொல்லும் அளவிற்கு பெரும்பாலான மக்களைப் பரிசோதித்து அறியப்பட்டிருக்கிறதா? இவ்வளவு கேள்விகளுக்கு மத்தியிலும் நாம் நார்மலான அளவுகளை வைத்து நம்மை உரசிப் பார்த்துக் கொள்கிறோம். “அப்பாடா... நான் நார்மல்”.

ஆக, நம்முடைய சராசரி அளவுகள் துல்லியமான அளவுகள் இல்லை. அதை வைத்துக் கொண்டு நம் உடல் நலத்தைச் சந்தேகப்படக்கூடாது. ஆனால், சந்தேகப் படுவதில்லை... நோய் என்றே உறுதி செய்து விடுகிறோம். ஆனால் சராசரி எப்படி வந்தது என்று மட்டும் நமக்குத் தெரியாது.

இங்கு சராசரி என்று நாம் குறிப்பிடும் போதே ஒவ்வொரு நாட்டின் சராசரி உயரம் பற்றி ஒரு விஷயம் நினைவுக்கு வருகிறது. ஒவ்வொரு நாட்டில் வாழும் மனிதர்களுக்கும் ஒரு சராசரி உயரம் உண்டுதானே? இந்தியாவில் இருக்கும் சராசரி உயரம் கொரியாவிற்குப் பொருந்தாது. சீனாவின் சராசரி உயரம் அமெரிக்கவிற்குப் பொருந்தாது. உடலின் வெளித் தோற்றமான உயரத்திலேயே இவ்வளவு வேறுபாடுகள் இருக்கும் போது, உலகம் முழுவதும் வாழும் மக்களுக்கான சராசரி இரத்த அளவோ, இரத்தத்தில் உள்ள சத்துக்களின் அளவோ ஒரே மாதிரியாக இருக்க வேண்டும் என்ற கட்டாயமில்லைதானே?

டார்வினின் பரிணாமக் கொள்கையின் படி சூழலிற்குத் தகவமைத்துக் கொள்ளும் தன்மை மனித உடலிற்கு உண்டு. வாழும் நாட்டின் தட்ப வெப்பம், உடலின் அக இயக்கம், உண்ணும் உணவுகளின் தன்மை போன்ற புற, அகக் காரணிகளால் இந்த சராசரி அளவுகள் மாறுபடலாம். இதைக் கவனத்தில் கொள்ளாமல் நாம் சராசரி அளவோடு நம் அளவுகள் ஒத்துப் போகவில்லையானால் நோயாளியாகக் கருதுகிறோம். அப்படி கருத வைக்கிறது ஆய்வுக்கூடங்களின் பரிசோதனைகள்.

இதே சராசரி அளைவைக் கொண்டு நாம் பயப்படும் இன்னொரு விஷயம் - இரத்த அழுத்தம். மனித உடலில் 80/120 என்ற சராசரி அளவில்தான் இரத்த அழுத்தம் இருக்க வேண்டும் என்பது சர்வதேச அளவில் நம்பப்படும் கணிப்பு.

இரத்த அழுத்தப் பரிசோதனையை மருத்துவர் எந்தக் கையில் கட்டி பரிசோதிப்பார்? நினைவிருக்கிறதா? வலது கையா? அல்லது இடது கையா?

அப்படி அவர் பரிசோதித்த பின்பு இன்னொரு கையில் பரிசோதிக்குமாறு கூறுங்கள். அதனால் என்ன பரிசோதித்து விடுவோம் என்று மருத்துவர் கூற மாட்டார். ஏனென்றால் இரண்டு கைகளிலும் 80/120 என்ற அளவில் இரத்த அழுத்தம் இருக்காது. அளவுகளில் மாறுபாடுகள் இருக்கும். அதே போல, கால்களில் பரிசோதித்தால் வேறு அளவில் இரத்த அழுத்தம் இருக்கும்.

கண்களின் இரத்த அழுத்தத்தைப் (Eye Pressure) பார்த்தால் உடல் இரத்த அழுத்தத்தோடு அது ஒத்துப் போகவேண்டிய அவசியமில்லை. அதில் வேறு அளவு இருக்கும். இப்போது புதிதாக இரத்த நுண் குழல்களின் அழுத்தத்தைப் (Cappillary Blood Pressure) பரிசோதிக்கிறார்கள். அதன் 'நார்மல்' அளவு வேறாக இருக்கும்.

ஒரு மனித உடலிலேயே வெவ்வேறு இரத்த அழுத்தங்கள் இருக்கும் போது, எந்த இரத்த அழுத்தத்தை நார்மலுக்குக் கொண்டு வருவது? உடலின் இயற்கையே அதன் ஏற்ற இறக்கம் தான். அதனால் அழுத்த வேறுபாடு இருந்து கொண்டுதான் இருக்கும்.

அதே போல, உங்களுக்கு கோபம் வரும் போது இரத்த அழுத்தம் அதிகரிக்குமா? அல்லது அதே அளவு இருக்குமா?

நிச்சயம் அதிகரிக்கும். அப்படி அதிகரித்தால் தான் உடலுக்குத் தேவையான ஆற்றலை அளிக்க முடியும். ஒரு மாடிப்படிக்கட்டில் ஏறும் போதும், பேருந்தைப் பிடிக்கிற அவசரத்தில் ஓடும்போதும் இரத்த அழுத்தத்தின் அளவு எப்படி இருக்கும்?

இரத்த அழுத்தத்தின் அளவு சூழ்நிலைகளுக்குத் தகுந்தாற்போல், உடலின் தேவைக்குத் தகுந்தாற்போல் மாறிக் கொண்டேயிருக்கும். நாம் மாடி ஏறும் போதோ, ஓடிக் கொண்டிருக்கும் போதோ அல்லது கோபப்படும் போதோ இரத்த அழுத்தம் அதிகரிக்கும் என்பதை நாம் அறிந்து தான் இருக்கிறோம். அப்படி கூடினாலும் 'பிரஷர் வந்துவிட்டது' என்று நாம் பயப்படப் போவதில்லை. ஏனென்றால், நாம் செய்யும் செயல்களால் புறச் சூழலால் உடலின் தேவைக்குத் தகுந்தாற்போல் இரத்த அழுத்தம் மாறுகிறது என்பது நமக்குத் தெரிகிறது.

ஒரு உள்ளுறுப்பிற்கு சக்தி தேவைப்படும் போதும், உடலில் கழிவுகளுக்கு எதிரான போராட்டம் நடக்கும் போதும் அகச்சூழல்களுக்குத் தகுந்தாற்போல் இரத்த அழுத்தம் மாறுபட வாய்ப்பிருக்கிறது என்பதையும் நாம் புரிந்து கொள்ள வேண்டும். புறச்சூழலால் அழுத்தம் உயரும் போது புரிந்து கொள்கிற நாம், உடலின் அகச்சூழலால் இரத்த அழுத்தம் மாறுபடும் என்பதையும்

உணர வேண்டும். நம்முடைய உடல் தேவையில்லாமல் இரத்தத்தில் அழுத்தத்தை ஏற்படுத்தாது.

நாம் வாழ்நாள் முழுவதும் பிரஷர் நோயாளிகளாக மாற்றப்படுவதும் இத்தகைய சராசரி அளவைக் கொண்டுதான். சராசரி என்பது அனுமானம் என்பதையும், கற்பனை என்பதையும் புரிந்து கொள்வது அவசியம்.

ஆய்வுக்கூடங்களின் பரிசோதனை அறிக்கைகளின் கீழ்ப் பகுதியில் ஆங்கிலத்தில் ஒரு குறிப்பு கொடுக்கப்பட்டிருக்கும். **'இது வெறும் கருத்து. இந்த முடிவுகளோடு உடல் அறிகுறிகள் ஒத்துப் போனால் பயன்படுத்துங்கள்'** என்று அச்சிடப்பட்டிருக்கும். இரண்டு ஆய்வுக்கூட அறிக்கைகளின் மாதிரிகளைப் பார்ப்போம். அதன் கீழ்ப்பகுதியில் என்ன எழுதியிருகிறார்கள் பாருங்கள்.

இப்போது பெரும்பாலான ஆய்வுக்கூடங்களில் அப்படி அச்சிடுவதைத் தவிர்த்து விட்டார்கள். அப்படியே குறிப்பிடப்பட்டிருந்தாலும் சிகரெட் அட்டையின் மீது தெரிவிக்கப்பட்டுள்ள 'புற்று நோய் எச்சரிக்கை' மாதிரி நாம் அதற்கும் பழகி விடுகிறோம்.

இதையே தமிழில் 'இது வெறும் கருத்து. உங்கள் உடல் அறிகுறிகளோடு ஒத்துப் போகவில்லை என்றால் இன்னொரு முறை பார்த்துக் கொள்ளுங்கள்' என்று அச்சிட்டால் ஒரு வேளை நமக்குப் புரியலாம். அப்படி எத்தனை முறை பார்த்தாலும் இதே வாசகங்களோடுதான் பரிசோதனை முடிவுகள் இருக்கும்.

பரிசோதனையைப் பரிசீலிப்போம்...

மருத்துவ ஆய்வுக்கூடப் பரிசோதனைகள் வணிக நோக்கத்திற்காக பரிந்துரைக்கப்படுவதையும், எல்லா ஆய்வுக்கூடங்களின் பரிசோதனை முடிவுகளும் மாற்றத்திற் குரியவைதான் என்பதையும் பார்த்தோம். உண்மையிலேயே பரிசோதனைகளைச் செய்தாலும் கூட, ஒவ்வொரு நிமிடமும் மாறிக் கொண்டே இருக்கும் உடலில் பரிசோதனை முடிவுகளும் மாறிக் கொண்டே இருக்கும் என்பதையும் சில முடிவுகளைப் பார்த்து அறிந்து கொண்டோம்.

அதே போல, ஒவ்வொரு மனிதனும் தனித்தன்மையானவன் என்பதையும், எல்லா மனிதர்களுக்கும் பொதுவான ஒரு சராசரி அளவு என்பது கற்பனை என்பதையும் சில உதாரணங்கள் மூலம் பார்த்திருக்கிறோம்.

அடுத்ததாக, இந்தப் பரிசோதனைகளுக்கு உட்படுத்தப்படும் இரத்தம், சிறுநீர், மலம், சளி போன்றவற்றை பற்றி அறிந்து கொள்ளலாம்.

மனித உடலில் இருக்கும் இரத்தத்தை அதன் தன்மை அடிப்படையில் இரண்டு விதமாகப் பிரிக்கலாம். ஒன்று, சுத்திகரிக்கப்பட்ட தூய்மையான இரத்தம். இன்னொன்று, உடலின் கழிவுகளைச் சுமந்து செல்லும் அசுத்த இரத்தம்.

கழிவுகள் அதிகமாக எந்த இரத்தத்தில் இருக்கும்? சந்தேகமென்ன? அசுத்த இரத்தத்தில் தான்.

உடலில் உள் இயக்கங்களின் விளைவாக உருவாகும் அனைத்து விதமான கழிவுகளும் அசுத்த இரத்தத்தில் தான் கலக்கிறது. இக்கழிவுகளை கல்லீரல், நுரையீரல், சிறுநீரகம்

போன்ற பிரதான உறுப்புகளும், பல அணுக் கூட்டங்களும் இணைந்து தூய்மைப்படுத்துகின்றன. தூய்மைப்படுத்தப்பட்ட பின்பு உள்ள இரத்தம் தான் சுத்த இரத்தம்.

ஆங்கில மருத்துவம் நுரையீரல் மூலம் ஆக்சிஜன் கிடைத்த இரத்தத்தைத் தான் சுத்த இரத்தம் என்று கூறுகிறது. முற்றிலும் சுத்திகரிக்கப்பட்ட இரத்தம் தான் சுத்த இரத்தம். இந்த சுத்திகரிக்கப்பட்ட இரத்தத்தை பரிசோதனை செய்தால்தான் நம் உடலால் சுத்திகரிக்க முடியாத கழிவுகள் அதில் இருக்கிறதா என்று பார்க்க முடியும்.

ஆனால் இதில் உள்ள பிரச்சினையே இப்படி சுத்தம் செய்யப்பட்ட இரத்தம் எந்த இடத்திலிருந்து துவங்குகிறது என்பதை யாராலும் கண்டுபிடிக்க முடியாது.

கழிவுகள் உருவாவதும், அதைச் சுத்திகரிப்பதும் மாறி மாறி நம் உடலில் நடந்து கொண்டேயிருக்கும். அப்படி கழிவுகள் உருவாகி இரத்தம் அசுத்தமாக இருக்கும் போது பரிசோதனை செய்யப்பட்டால் அதன் முடிவுகளில் கழிவுகள் அதிகமாக இருப்பதாகத்தான் வரும்.

அப்படியானால் சுத்த இரத்தம் இருக்கும் இடத்தை எப்படிக் கண்டுபிடிப்பது? ஆங்கில மருத்துவம் அசுத்த இரத்தம் ஓடும் இரத்த நாளங்களை சிரை என்றும், சுத்த இரத்தம் இருக்கும் இடமாக தமணிகளையும் குறிப்பிடுகிறது. இது முழுமையாக சுத்திகரிக்கப்பட்ட இரத்தம் இல்லையென்றாலும் கூட, குறைந்த பட்சம் கழிவுகள் அகற்றப்பட்ட இரத்தத்தை தமணிகள் சுமந்து செல்கின்றன. இப்போது சொல்லுங்கள்... நம் உடலின் ஆரோக்கியத்தை அல்லது நோய்க்கூறுகளைக் கண்டுபிடிக்க வேண்டுமானால் எந்த இரத்தத்தை பரிசோதனை செய்ய வேண்டும்? சுத்த இரத்தத்தையா? அசுத்த இரத்தத்தையா?

நம் வீட்டில் பயன்படுத்துகிற தண்ணீர் சுகாதாரமானதா அல்லது அசுத்தமானதா என்று கண்டுபிடிக்க எந்த தண்ணீரைப் பரிசோதிக்க வேண்டும்? கழிவறையில் உள்ள தண்ணீரையா? அல்லது சமையலறையில் உள்ள தண்ணீரையா?

கழிவறையில் உள்ள தண்ணீரைப் பரிசோதித்தால் அதில் கழிவுகளும், தூசிகளும் அதிகம் இருக்கும் என்பது தெரியும். எனவே அதைப் பரிசோதிக்க வேண்டியதில்லை. நாம் சமையலுக்குப் பயன்படுத்தும், குடிப்பதற்குப் பயன்படுத்தும் தண்ணீரைப் பரிசோதித்தால்தான் அதில் நச்சுப் பொருட்கள் உள்ளனவா? ஏதாவது கழிவுகள் கலந்துள்ளனவா? என்று பார்க்க முடியும். அதே போலத்தான் உடலிலும்.

உடலின் கழிவுகளோடு ஓடிக்கொண்டிருக்கும் அசுத்த இரத்தத்தைப் பரிசோதித்தால் அதில் கழிவுகள் இருக்கத்தானே செய்யும்? அப்படியானால் நாம் பரிசோதிக்க வேண்டிய இரத்தம் எது? சுத்த இரத்தம் தான்.

ஏனென்றால் சுத்த இரத்தத்தில் கழிவுகளோ, நச்சுப் பொருட்களோ இருக்குமானால் அவற்றை உடல் உள்ளுறுப்புகளால் சுத்தம் செய்ய முடியவில்லை என்று புரிந்து கொள்ளலாம். உள்ளுறுப்புகளின் சுத்திகரிப்புத் தேவைக்கு சிகிச்சை மூலம் உதவி செய்யவும் முடியும். நாம் சுத்த இரத்தத்தில் பரிசோதனை செய்வதுதானே சரியாக இருக்க முடியும்?

நாம் எந்த இரத்தத்தைப் பரிசோதிக்கிறோம் தெரியுமா?

விரல் நுனியிலிருந்தும், முழங்கைப் பகுதியில் இருந்தும் பரிசோதனைக்கு எடுக்கப்படும் இரத்தம் சிரைகளில் (Veins) இருக்கும் அசுத்த இரத்தம்தான். அதில் கழிவுகள் இருப்பதில் ஆச்சரியம் இல்லையே?

சுத்த இரத்தத்தை எடுத்து பரிசோதிப்பது எப்படி என்று நீங்கள் கேட்பீர்களானால், அதற்கு ஒரே ஒரு வழிதான் இருக்கிறது. நம் தசைகளின் மேற்பகுதியில் இருந்து எங்கு எடுத்தாலும் அசுத்த இரத்தம் தான் கிடைக்கும்.

தசைகளின் ஆழத்தில் உட்பகுதியில் தான் சுத்த இரத்தத்தைக் கொண்டு செல்லும் தமனிகள் இருக்கின்றன. அவற்றில் இருந்து இரத்தத்தை எடுப்பதானால் தசைகளைக் கிழித்துத்தான் எடுக்க வேண்டும். அப்படியும் கிழிக்கும் போது சிரைகளில் இருக்கும் அசுத்த இரத்தக் கலப்பு இல்லாமல் எடுக்க முடியாது. சுத்த இரத்தம் என்ற பெயரால் அழைக்கப்படும் இந்த இரத்தமும்

தூய்மையான இரத்தம் இல்லை என்பதை நாம் முன்பே பார்த்தோம்.

இரத்தம் தூய்மையடைந்த தன்மையோடு இருக்கும் இடத்தை நாம் துல்லியமாகக் கண்டுபிடிக்க முடியாது. ஏனென்றால் உடலில் ஒவ்வொரு நிமிடமும் கழிவுகள் உருவாவதும், அதைச் சுத்திகரிப்பதுமாக இயங்கிக் கொண்டே இருக்கின்றன உள்ளுறுப்புகள். நீங்கள் பரிசோதித்த இரத்தத்தில் கழிவுகள் அதிகமாக இருக்கிறது என்று கருதி நீங்கள் மருத்துவரிடம் போய்க் கொண்டிருக்கும் போதே அவை சுத்திகரிக்கப்பட்டிருக்கலாம்.

உங்கள் பரிசோதனை முடிவுகள் இறந்த காலத்தில் எடுக்கப்பட்டவை என்பதை நாம் புரிந்து கொள்ள வேண்டும். இந்த நிமிடம், இந்த விநாடி உடலில் நடக்கும் மாற்றம் இறந்த கால உடல் இயக்கங்களை மீறி நடந்து கொண்டே இருக்கிறது.

அதனால் தான் பரிசோதனை அறிக்கைகளோடு உடல் அறிகுறிகள் ஒத்துப் போனால் பயன்படுத்தலாம் என்று மருத்துவர்களுக்குப் பரிந்துரைக்கப்படுகிறது.

மலமும், நலமும்

இரத்த பரிசோதனைகளில் கழிவுகள் உள்ள அசுத்த இரத்தத்தைத் தான் நாம் பரிசோதிக்கிறோம். அசுத்த இரத்தத்தில் இருக்கும் கழிவுகளைப் பார்த்து நாம் பயப்படுகிறோம் என்பதைப் பார்த்தோம்.

இரத்தம் தவிர பிற உடற்கழிவுகளில் செய்யப்படும் பரிசோதனைகள் குறித்துப் பார்க்கலாம். அதாவது உடலில் இருந்து வெளியேறும் பொருட்களில் சிறுநீர், மலம், சளி போன்றவற்றில் செய்யப்படும் பரிசோதனைகளைப் பார்ப்போம்.

நம் உடலில் கழிவு உறுப்புகளின் வேலை என்ன?

இந்த கழிவு உறுப்புகள் உடலுக்குத் தேவையில்லாத பொருட்களை வெளியில் அனுப்புகின்றன. அதாவது சிறுநீரகத்தின் வழியாக சிறுநீரும் மலக்குடலின் வழியாக மலமும் நுரையீரலின் வழியாக சளியும் உடலின் கழிவுகளாக வெளியேற்றப்படுகின்றன. உடலால் வெளியேற்றப்பட்ட கழிவுகள் உடலிற்குப் பயன்படாதவைகள். அது மட்டுமல்ல அவை உடலில் தங்கினால் நோய்களைத் தோற்றுவிக்கும் தன்மை கொண்டவை. அதனால் தான் உடல் அவற்றை வெளியேற்றுகிறது.

உதாரணமாக நம் இரத்தத்தில் பத்து புழுக்கள் இருப்பதாக வைத்துக்கொள்வோம். (பயப்பட வேண்டாம் அப்படியெல்லாம் இருக்காது. சும்மா புரிவதற்காக). இரத்தத்தில் இருக்கும் தேவையில்லாத கழிவுகளை வெளியேற்ற வேண்டிய வேலை சிறுநீரகத்திற்கும் கல்லீரலுக்கும் இருக்கிறது.

நம் இரத்தத்தில் இருக்கும் இந்தப் புழுக்களை வெளியேற்றுவதுதானே உடலிற்கு நல்லது? நம் கழிவு நீக்க உறுப்புக்கள் இந்தப் புழுக்களை அடையாளம் கண்டு கழிவுகளாக வெளியேற்றுகிறது. அப்படி சிறுநீரின் வழியாக இரண்டு புழுக்கள் வெளியேறுகிறது என்று வைத்துக்கொள்ளலாம். இவ்வாறு உடலில் இருந்து புழுக்கள் வெளியேற்றப்படுவது நன்மையானது என்பதில் எதுவும் சந்தேகம் இல்லையே? அல்லது புழுக்களை உள்ளேயே வைத்திருக்கலாம் என்று தோன்றுகிறதா?

கழிவு நீக்க உறுப்புக்களால் கழிவுகள் அடையாளம் காணப்பட்டு அவைகள் வெளியேற்றப்படுகின்றன. ஏனென்றால் உடலில் இருந்து வெளியேற்றப்படுகின்றவை அனைத்தும் கழிவுகளே.

இப்போது இரண்டு புழுக்கள் சிறுநீரின் வழியாக வெளியேறுகிறது. ஒரு ஆய்வுக்கூட நிபுணர் புழுக்கள் உள்ள சிறுநீரைப் பரிசோதித்து விட்டுக் கூறுகிறார் "உங்கள் சிறுநீரில் இரண்டு புழுக்கள் இருக்கின்றன. எனவே உங்கள் இரத்தத்தில் இரண்டு புழுக்கள் இருக்கும்" என்று.

இது சரியாக இருக்கிறதா? இல்லை. ஏனென்றால் இரத்தத்தில் எவ்வளவு புழுக்கள் இருக்கும் என்பதை சிறுநீரில் வெளிவந்த புழுக்களை வைத்துச் சொல்ல முடியுமா?

இப்படித்தான் நம்முடைய ஆய்வுக்கூடங்கள் நம் சிறுநீரைப் பரிசோதித்து கருத்துச் சொல்கின்றன. உங்கள் சிறுநீரில் இரண்டு ப்ளஸ் சர்க்கரை இருக்கிறது. அதனால் அதே அளவு சர்க்கரை உங்கள் இரத்தத்தில் இருக்கும் என்று ஆய்வக முடிவுகள் இருக்கும். இவ்வாறு மலம், சிறுநீர், சளி என்று கழிவுகளில் செய்யப்படும் பரிசோதனைகள் அனைத்தும் இவ்விதமாகவே முடிவுகளை வெளியிடுகின்றன.

ஒருவருக்கு இரத்தத்தில் உப்பு மூன்று ப்ளஸ்கள் இருக்கின்றன என்று வைத்துக் கொள்வோம். இப்போது அவருடைய சிறுநீரகங்களின் வேலை என்ன? இரத்தத்தில் கழிவாக உள்ள அளவுக்கு அதிகமான உப்பை பிரித்து சிறுநீரில் வெளியேற்றுவது. அப்படி வெளியேற்றப்படும் சிறுநீரில் மூன்று ப்ளஸ் உப்பு இருந்தால் அவர் இரத்தத்தில் எவ்வளவு இருக்கும்?

ஆய்வுக்கூடங்கள் கூறுகின்றன மூன்று ப்ளஸ் அப்படியே இருக்கும் என்று.

உள்ளிருந்து கழிவுகள் வெளியேற்றப்படும் போது உடலில் கழிவுகள் குறையும் என்பது தானே உடலியல். அதற்கு மாறாக வெளியேற்றப்பட்ட கழிவுகளைக் கொண்டு உடலில் இருக்கும் கழிவுகளை அளவிட முடியுமா?

சரி. அப்படியானால் இந்தக் கழிவுகளை பரிசோதனை செய்து முடிவுகளை எப்படி சொல்லலாம்? ஒருவருக்கு சிறுநீரில் மஞ்சள் காமாலை கண்டுபிடிக்கப்படுகிறது. அப்படி என்றால் சிறுநீரில் பித்தம் வெளியேற்றப்பட்டு இருக்கிறது என்று பொருள்.

எங்கிருந்து வெளியேற்றப்பட்டிருக்கிறது?

இரத்தத்தில் அளவிற்கு அதிகமாக கலந்துவிட்ட பித்தத்தை சிறுநீரகம் அடையாளம் கண்டு வெளியேற்றுகிறது. அப்படி சிறுநீரில் பித்தம் வெளியாகிற போது நாம் புரிந்து கொள்ள வேண்டிய விஷயங்கள்:

1. நம் சிறுநீரகம் மிகச்சரியாக இருக்கிறது. அது சரியாக இருப்பதால் தான் கழிவுகளை உள்ளிருந்து பிரித்து அனுப்புகிறது.

2. இரத்தத்தில் இருக்கும் பித்தம் சிறுநீர் வழியாக வெளியேறத் துவங்கிவிட்டது. அதாவது உடல் தன் கழிவு நீக்க வேலையைத் துவங்கிவிட்டது. அது விரைவில் முழுமையாக வெளியேற்றிவிடும்.

3. அப்படி சிறுநீரின் மூலம் வெளியேறினால் தான் இரத்தத்தில் உள்ள பித்தம் குறையும்.

4. எந்த அளவு சிறுநீரில் உள்ள பித்தம் அதிகமாகிறதோ அவ்வளவு நல்லது. ஏனென்றால் இரத்தத்தில் உள்ள பித்தம்தான் நீரின் வழியாக வெளியேறுகிறது. அது விரைவில் வெளியேறினால் இரத்தம் சுத்திகரிப்படையும்.

5. இவ்வாறு நம் கழிவு நீக்க உறுப்புகள் கழிவுகளை வெளியேற்றத் துவங்கி விட்டால் நாம் குணமாகி வருகிறோம் என்பதைத்தான் நாம் புரிந்து கொள்ளவேண்டும். உடல் கழிவுகளை

வெளியேற்றும் அளவிற்கு எதிர்ப்பு சக்தியைப்பெற்று இருக்கிறது என்று மகிழ்ச்சி அடைய வேண்டும்.

மேற்கண்ட உதாரணம் மஞ்சள் காமாலை பரிசோதனைக்கு மட்டுமல்ல. கழிவுகளில் செய்யப்படும் அனைத்து பரிசோதனைகளுக்கும் பொருந்தும்.

உலகில் இதுவரை எந்த ஆய்வுக்கூடமாவது ஆய்வு முடிவுகளைப் பார்த்து உங்கள் உடல் நன்மை செய்துகொண்டு இருக்கிறது என்றோ அல்லது எவ்வளவு கழிவு வெளியேறுகிறதோ அவ்வளவு நல்லது என்றோ சொல்லக் கேட்டிருக்கிறீர்களா?

அப்படி சொன்னால் நமக்கு சிகிச்சை தேவையில்லை. உடலிற்கு துணை நிற்கும் எளிய உணவுகளே போதும் என்று நாம் தெரிந்து கொண்டுவிட்டால் எப்படி வியாபாரம் செய்வது? உலகின் மிகப்பெரிய வியாபாரச் சந்தையாக மருத்துவம் மாற முடியாதே?

நம் உடலில் இருந்து வெளியேறும் கழிவுகளில் செய்யப்படும் எல்லா பரிசோதனைகளும் நம்மை பயமுறுத்தவே உதவி செய்யும். மாறாக உடல்நலனை திரும்பப் பெற உதவாது. மனிதக் கழிவுகளில் - மலத்தில் நலத்தைத் தேட முடியுமா?

கடைசியாக ஒரு தகவல்.

நாம் ஒரு நுகர்வோர் என்ற முறையில் எந்த பொருளாவது, எந்த சேவையாவது குறைபாடாக இருந்தால் வழக்கு தொடுக்க முடியும். இது அடிப்படை மனித உரிமை. ஆனால் உலகில் எங்காவது ஒரு மருத்துவ ஆய்வுக்கூடத்தின் மேல் வழக்குத் தொடரப்பட்டதாகக் கேள்விப்பட்டு இருக்கிறீர்களா?

அப்படி வழக்குத் தொடர முடியாது. ஏனென்றால் உயிரோடு உள்ள ஒவ்வொரு மனித உடலும் ஒவ்வொரு நிமிடமும் மாறிக் கொண்டே இருக்கும்.

காலையில் நீங்கள் செய்த பரிசோதனைகள் மாலையில் மாறிவிடலாம். அதுதான் உடலின் இயல்பு என்பது எல்லா மருத்துவ அறிஞர்களுக்கும், மருத்துவ சட்டங்களுக்கும் தெரியும்.

உங்களையும், என்னையும் போன்ற சராசரி மனிதர்களுக்கு மட்டும்தான் தெரியாது.

விஞ்ஞானிகள் தங்கள் பரிசோதனைக்குப் பயன்படுத்தும் எலிகளிடம் உண்மையைச் சொல்ல வேண்டிய அவசியம் இல்லை தானே?

மாற்றமே நிரந்தரம்

இரத்தப் பரிசோதனைகளில் உள்ள இன்னும் ஒரு முக்கியமான பிரச்சினை மாறிக் கொண்டேயிருக்கும் இரத்தத்தின் இயல்பு. உதாரணமாக நாம் சர்க்கரை நோய்க்குப் பரிந்துரைக்கப்படும் பரிசோதனை சுகர் டெஸ்ட். இரத்தத்தில் இருக்கும் சர்க்கரையின் அளவைப் பரிசோதிக்கும் பரிசோதனை.

இரத்தத்தில் இருக்கும் சர்க்கரை எங்கிருந்து வருகிறது?

நம் உடலில் ஜீரணமாகும் உணவுகளில் இருந்து கடைசியாகப் பிரிக்கப்படும் பல பொருட்களில் குளுக்கோசும் ஒன்று. இந்த குளுக்கோசைத்தான் இரத்தத்தில் நாம் பரிசோதிக்கிறோம்.

செரிமானம் முடிந்து உணவிலிருந்து பிரிக்கப்பட்ட குளுக்கோஸ் இரத்தத்திற்குத் தள்ளப்படும். அப்படித் தள்ளப்பட்ட குளுக்கோசை நம்முடைய உள்ளுறுப்புகளுக்காக அதன் செல்கள் உட்கொள்ளும். (செல்கள் குளுக்கோசை உட்கொள்ள வேண்டும் என்றால் குளுக்கோஸ் அளவிற்கு இணையாக கணையம் சுரக்கும் இன்சுலின் தேவை. இன்சுலினும், குளுக்கோசும் இணைந்துதான் செல்களுக்குள் புக முடியும். வெறும் குளுக்கோஸ் செல்களால் கிரகிக்கப்படாது. இது ஒரு புறம் இருக்கட்டும். நாம் குளுக்கோசைத் தொடரலாம்).

உணவிலிருந்து பிரித்தெடுக்கப்பட்ட குளுக்கோஸ் இரத்தத்தில் இருந்து செல்களுக்குச் செல்கிறது. இதுதான் சர்க்கரைச் சுற்றியக்கம் என்று அழைக்கப்படுகிறது. செல்களால் எடுத்துக் கொள்ளப்பட்ட பிறகும் குளுக்கோஸ் மிஞ்சியிருக்கிறது என்றால் மீதமுள்ளவை கிளைக்கோஜன் என்ற செறிவு மிகுந்த குளுக்கோசாக மாற்றப்பட்டு சேமிக்கப்படும்.

உடலிற்கு அவசியமான தேவை ஏற்படும் போதும், உணவுகளில் இருந்து கிடைக்கும் குளுக்கோஸ் தடைபடும் போதும் இந்த கிளைக்கோஜன் மறுபடியும் குளுக்கோசாக மாற்றப்படுகிறது. அப்படி மாற்றப்படும் குளுக்கோசும் இரத்தத்தில்தான் கலக்கும்.

இரத்தம் என்பது அடிப்படையில் ஒரு ஊடகம். உள்ளுறுப்புகளுக்கு, அதன் செல்களுக்குத் தேவையான சத்துக்களைச் சுமந்து செல்வதும், செல்களில் இருக்கும் கழிவுகளைப் பெற்று அதை மறுபடியும் சுமந்து வருவதும்தான் இரத்தத்தின் வேலை. இரத்தம் ஒரு உயிர்ப்பான தொடர்பு சாதனம்.

இப்போது நாம் பரிசோதனைக்கு வருவோம். உணவிலிருந்து பிரித்தெடுக்கப்படும் குளுக்கோஸ் இரத்தத்திற்கு எப்போது வரும்? இங்கு குளுக்கோஸ் என்பது நாம் எளிமையாகப் புரிந்து கொள்வதற்காகப் பயன்படுத்தப்பட்ட உதாரணம் தான். உணவிலிருந்து பிரித்தெடுக்கப்படும் எல்லா சத்துக்களும் இதே விதத்தில் தான் இரத்தத்தில் கலக்கின்றன. இப்போது மறுபடியும் கேள்விக்கு வருவோம். உணவிலிருந்து பிரித்தெடுக்கப்படும் சத்துக்கள் எப்போது இரத்தத்திற்கு வருகின்றன?

செரிமானம் முடிந்த பிறகு என்பதுதான் நமக்குத் தெரியுமே. செரிமானம் எப்போது முடியும்?

இதைப் புரிந்து கொள்ள ஒரு உதாரணம் பார்க்கலாம்.

ஒரு மனிதர் பசியெடுத்து உணவு உட்கொள்கிறார். அவருக்கு ஆங்கில மருத்துவம் சொல்வது மாதிரி ஒன்றரை மணி நேரத்தில் இருந்து இரண்டு மணி நேரத்திற்குள் சத்துக்கள் பிரித்தெடுக்கப்பட்டு இரத்தத்திற்கு வந்துவிடும். அப்புறம் இன்சுலின் சுரந்து செல்களுக்குள் சென்றுவிடும்.

இந்த பொது மாதிரியைக் கொண்டுதான் நம்முடைய பரிசோதனைகள் செய்யப்படுகின்றன. இரத்தத்தில் சர்க்கரை அளவைக் கணக்கிட வேண்டுமென்றால் அவர் வெறும் வயிற்றில் பரிசோதிப்பது ஒரு முறை. அப்படி பரிசோதிக்கும் போது அவர் இரத்தத்தில் கூடுதல் சர்க்கரை இருக்காது என்ற

அ. உமர் பாரூக் | 39

பொது விதியின் படி நாம் பரிசோதிக்கிறோம். குறிப்பிட்ட அந்த நபர் உணவு உண்ணாமல் இருக்கும்போது உள்ளுறுப்புகளின் தேவையை ஒட்டி அவருடைய கிளைக்கோஜன் சேமிப்பில் இருந்து குளுக்கோஸ் உருவாகி இரத்தத்தில் கலக்க வாய்ப்புண்டு. அப்படி கலந்தால் நாம் நினைப்பது மாதிரி குளுக்கோசின் அளவு இல்லாமல் அதிகமாக இருக்க வாய்ப்பு உண்டு.

அதே போல, சர்க்கரை அளவு பரிசோதனையில் இன்னொரு முறை - சாப்பிட்டு ஒன்றரை மணி நேரத்தில் இருந்து இரண்டு மணி நேரத்திற்குள் பார்ப்பது. நாம் உணவு உண்ட பிறகு ஒன்றரை முதல் இரண்டு மணி நேரத்திற்குள் இரத்தத்தில் சர்க்கரை கலந்து விடும் என்ற பொது விதியின் கீழ்தான் இப்பரிசோதனை நடைபெறுகிறது.

செரிமானம் என்பது ஒவ்வொருவரின் பசியை, தேவையைப் பொறுத்தும், உண்ட உணவின் தன்மையைப் பொறுத்தும், அவருடைய உள்ளுறுப்புகளின் தன்மையைப் பொறுத்தும் மாறுபடும்தானே? எல்லா மனிதர்களுக்கும் பொதுவான ஒரு நேரத்தைக் கணக்கிட்டு நாமாக பரிசோதித்தால் அதற்கு உடல் என்ன செய்யும்?

இப்படி பிரித்தெடுக்கப்பட்ட குளுக்கோஸ் இரத்தத்திற்கு எந்த நேரத்தில் வந்து சேரும் என்பது ஒவ்வொரு நபருக்கும் மாறுபடும். அதே போல, இரத்தத்தில் இருந்து செல்களுக்குள் போகாமல் அங்கேயே தங்கியிருக்கவும் வாய்ப்புண்டு. அல்லது மிக விரைவாக, நாம் எதிர்பார்த்த நேரத்திற்கும் முன்னதாகவே செல்களுக்குள் சென்று விடவும் வாய்ப்புண்டு.

நம்முடைய கடிகார நேரத்திற்குத் தான் இரத்தத்தில் குளுக்கோஸ் கலக்க வேண்டும் என்றும், செல்களுக்குள் அவை செல்ல வேண்டும் என்றும் எந்தக் கட்டாயமும் இல்லை. நாம் குறித்த நேரத்தில் இவ்வளவு அளவுதான் இரத்தத்தில் இருக்கும் என்பதை முன்கூட்டியே சொல்ல முடியாது.

இரத்தத்தில் எந்தப் பொருளும் நிரந்தரமாகத் தங்கி விடுவதில்லை. அது செல்களுக்குள் போவதும் அல்லது கழிவாக நீக்கப்படுவதும் எந்த நிமிடமும் நிகழலாம். ஏற்கனவே சேமிக்கப்பட்ட சத்துப் பொருட்கள் மறுபடியும் இரத்தத்திற்கு

வரவும் வாய்ப்புண்டு. நாம் நிச்சயிக்கிற நேரத்தில், இந்த அளவுகள் தான் இருக்கும் என்பதை நாம் அறுதியிட்டுக் கூற முடியாது.

இந்த மாறுதல்களின் விளைவுதான் நாம் முன்பகுதியில் பார்த்த ஐந்து ஆய்வுக்கூடங்களின் ஒரே பரிசோதனையின் வெவ்வேறு முடிவுகள். அறிவியல் பூர்வமாகவே இரத்தம் என்பது மாறுதலுக்கு உட்பட்டதுதான். எனவே தான் இந்தப் பரிசோதனை முடிவுகளை மட்டும் வைத்துக் கொண்டு எந்த விதமான சிகிச்சைக்கும் சென்று விடக்கூடாது.

பொதுவாக இரத்தப் பரிசோதனைகளுக்குச் செல்வதற்கு சில நாட்கள் முன்பாக நோயாளிக்குப் பரிந்துரைக்கப்பட்ட எல்லா இரசாயன மருந்துகளும் நிறுத்தப்பட வேண்டும். ஏனென்றால் மருந்துகளின் விளைவாக இரத்தத்திலுள்ள பொருட்களின் அளவில் ஏற்ற இறக்கம் ஏற்படும்.

உதாரணமாக, சர்க்கரை அளவைப் பரிசோதிக்க வேண்டுமானால் சர்க்கரையை இரத்தத்தில் குறைக்கும் தன்மையுள்ள இரசாயன மருந்துகளை இரண்டு நாட்களுக்கு முன்பே நிறுத்திவிட வேண்டும். இல்லையென்றால் மருந்துகளோடு வினைபுரிந்து சர்க்கரை அளவு குறைத்துக் காட்டப்படும்.

இப்படி எந்தப் பரிசோதனை செய்தாலும் இரசாயன மருந்துகளில் இருந்து வினைமாற்றங்களைத் தவிர்ப்பதற்காக அவற்றை நிறுத்துவது முன்பெல்லாம் கட்டாய நடைமுறையில் இருந்தது. இப்போது அவை பின்பற்றப் படுவதில்லை. ஆய்வுக்கூட முடிவுகளில் ஏற்படும் குழப்பங்களுக்கான காரணங்களில் இதுவும் ஒன்று.

கற்பனைகளின் விற்பனை

ஏற்கனவே நாம் பார்த்தோம்... பெரும்பாலான ஆய்வுக்கூடங்களில் எல்லாப் பரிசோதனைகளும் செய்யப்படுவதில்லை. ஏனென்றால் உண்மையிலேயே அப்படிப் பரிசோதிக்கும் அளவிற்கு கட்டணம் மிஞ்சுவதில்லை.

ஒரு பரிசோதனை செய்துவிட்டு அதை வைத்து பல பரிசோதனை முடிவுகளை யூகம் மூலம் கொடுத்து விடமுடியும். ஏனென்றால் உண்மையில் பரிசோதித்தாலும் அவை மாறுதலுக்குட்பட்டவை என்பதை மருத்துவர்கள் ஒத்துக்கொள்ள மாட்டார்கள். எனவே மருத்துவர்கள் விரும்புவதை யூகித்து முடிவாகக் கொடுத்து விடலாம்.

உதாரணமாக, இரத்தத்தில் சர்க்கரை அளவு பரிசோதனை பற்றிப் பார்க்கலாம். இரத்தத்தில் கூடுதலாக உடலின் தேவையை மீறி அதிகமாக உள்ள சர்க்கரை சிறுநீரகத்தால் பிரிக்கப்பட்டு கழிவாக வெளியேறுகிறது. இதைத்தான் நீரிழிவு என்று அழைக்கிறார்கள்.

இப்படி உள்ள நபருக்கு சிறுநீரிலும், இரத்தத்திலும் சர்க்கரை காணப்படும். இரத்தத்தில் இருந்த சர்க்கரை அதே அளவுதான் சிறுநீரில் இருக்க வேண்டும் என்ற கட்டாயமில்லை.

ஒருவருக்கு இரத்தத்தில் கூடுதலாக இருக்கும் சர்க்கரை பிரிக்கப்பட்டு சிறுநீரில் முழுமையாக வெளியேற்றப்படுகிறது என்று வைத்துக் கொள்வோம். அவருடைய இரத்தத்தில் சர்க்கரை அளவு குறைவாகவும், சிறுநீரில் அதிகமாகவும் இருக்கும். இரத்தத்தில் இருந்த சர்க்கரை சிறுநீர் மூலம் வெளியேறுவதால் இந்த வேறுபாடு இருக்கலாம். ஆனால் இந்த வேறுபாட்டோடு

பரிசோதனை முடிவை மருத்துவருக்குக் கொடுத்தால் அவர் இந்த முடிவு தவறானது என்று புறக்கணிப்பார்.

எனவே, ஆய்வுக்கூடங்கள் மருத்துவர் விரும்புகிற மாதிரியான முடிவுகளைக் கொடுக்கிறார்கள். சிறுநீரை மட்டும் பரிசோதித்து விட்டு, அதற்கு இணையான இரத்த அளவை பரிசோதிக்காமலேயே கொடுத்து விடுகிறார்கள். ஏனென்றால் பரிசோதித்தால் வேறுபாடு ஏற்படலாம். அது மருத்துவருக்குப் பிடிக்காது. நமக்கு நோயாளியை விட மருத்துவர் தானே முக்கியம்?

அப்படி சிறுநீர் பரிசோதனை மூலம் இரத்தப் பரிசோதனை முடிவுகளைக் கொடுக்கும் போது கட்டணம் இரண்டிற்கும் தான் வாங்கிக் கொள்வார்கள் என்பதையும், அதிலும் மருத்துவருக்குப் பங்கு உண்டு என்பதையும் சொல்ல வேண்டியது இல்லைதானே?

சிறுநீரில் சர்க்கரை அளவு	இரத்தத்தில் சர்க்கரை அளவு
ஒன்றும் இன்மை (NIL)	65 இல் இருந்து 140 வரை
+	140 – 190
++	190 – 240
+++	240 – 320
++++	320 – அதற்கும் மேல்...

இந்த அடிப்படையில் தான் உலகில் நீங்கள் எங்கு பரிசோதித்தாலும் அளவு இருக்கும்.

இதில் 190 என்று கொடுப்பதற்குப் பதிலாக 193.5 என்று நுட்பமாகக் கொடுக்க வேண்டும். (என்ன ஒரு துல்லியம்... என்ன ஒரு அக்யூரசி?). இப்படித்தான் யூக முடிவுகளின் மூலம் கற்பனைகள் விற்பனை செய்யப்படுகின்றன. கொடுக்கப்படுகின்றன.

இதே போல, சிறுநீரில் உள்ள ஒவ்வொரு பரிசோதனையையும் இரத்த அளவோடு ஒப்பிட்டு கணக்குகளின் மூலம் இரத்தப் பரிசோதனை முடிவுகளைக் கொடுக்க முடியும்.

இரத்தப் பரிசோதனையில் ஹீமோகுளோபின் கேள்விப்பட்டிருக்கிறீர்களா? அந்தப் பரிசோதனையை தனியாகச்

செய்ய வேண்டிய அவசியம் எப்போதும் இருப்பதில்லை. முன்பெல்லாம் மருத்துவர்கள் கண்ணை மேலிழுத்துப் பார்ப்பதும், நகங்களில் நிறம் பார்ப்பதும் இரத்த சோகை இருக்கிறதா என்று பார்க்கத்தான். இப்போது அதற்கெல்லாம் நம் மருத்துவர்களுக்கு நேரமில்லை. இருக்கவே இருக்கின்றன நம் ஆய்வுக்கூடங்கள்.

நோயாளியிடம் இருந்து இரத்தத்தை எடுக்கும் போதே அதன் நிறம் மூலம் ஹீமோகுளோபின் எவ்வளவு இருக்கும் என்று யூகித்துவிட முடியும். அதிலிருந்து பரிசோதனை முடிவுகள் பிறக்கும். சில ஆய்வுக்கூடங்களில் ஹீமோகுளோபின் பரிசோதனை செய்வார்கள். அதிலிருந்து இன்னும் சில பரிசோதனைகளுக்கான முடிவுகளை யூகிப்பதற்காக.

இரத்த சிவப்பணுக்களின் எண்ணிக்கையைப் பரிசோதிக்க வேண்டுமென்றால் ஹீமோகுளோபின் தெரிந்தால் போதும். ஹீமோகுளோபின் பரிசோதனை முடிவை மூன்றால் வகுத்து விட்டால் சிவப்பணுக்களின் எண்ணிக்கை ரெடி.

உதாரணமாக, 12 கிராம் ஹீமோகுளோபின் முடிவாக இருந்தால், மூன்றால் வகுத்தால் விடை நான்கு. இதை வெறும் நான்கு என்று குறுப்பிடாமல் 4.2 மில்லியன் என்று குறிப்பிட்டால் அதுதான் இரத்த சிவப்பணுக்களின் எண்ணிக்கை. இத்தனை மில்லியன் அணுக்களை மைக்ராஸ்கோப்பில் வைத்து எண்ணிக் கொண்டிருப்பது நேரச் செலவு தானே?

அதே போல, Packed Cell Volume என்று ஒரு பரிசோதனை உண்டு. இரத்த அணுக்களுடைய தன்மையைப் பரிசோதிக்க இந்த பரிசோதனை செய்வார்கள். இந்த முடிவைக் கண்டுபிடிக்க ஒரு கால்குலேட்டர் போதும். அதே ஹீமோகுளோபின் முடிவை மூன்றால் பெருக்கினால் PCV யின் முடிவைச் சொல்லி விடலாம். 12 கிராம் ஹீமோகுளோபின் உள்ளவரின் Packed Cell Volume 36. இதை 36 என்று சொல்லாமல் 37% என்று துல்லியத்தைச் சேர்த்துக் கொள்ள வேண்டும்.

சுலபமாக விளங்கிக் கொள்வதற்காக சில யூக முடிவுகளை உதாரணமாகப் பார்த்தோம். இன்னும் பல பரிசோதனைகளின் முடிவுகள் நாம் விளங்கிக் கொள்ள கடினமானவை. நாம் இதயநோய் வந்துவிடும் என்ற பயத்தில் மருத்துவரின்

பரிந்துரையை நம்பி, ஐந்து வகைக் கொலஸ்டிரால் பரிசோதனை செய்கிறோமே? அதெல்லாம் கால்குலேட்டரின் உதவியோடு யூகமாகச் சொல்லப்படுபவைதான். குறைந்த அடர்த்தியுள்ள கொழுப்பு, மிகக் குறைந்த அடர்த்தியுள்ள கொழுப்பு, அதிக அடர்த்தியுள்ள கொழுப்பு என்று பிரித்து வித விதமான முடிவுகளை யூகக் கணக்குகளால் தரமுடியும்.

இந்த கொலஸ்டிரால் முடிவுகளை வைத்துக் கொண்டு நாம் இதய நோயாளி ஆகி விடுவோம் என்று மருத்துவ உலகின் உதவியோடு பயந்து சாகிறோம். உண்மையில் இரத்தத்தில் உள்ள கொலஸ்டிராலுக்கும், இதய நோய்க்கும் தொடர்பு கிடையாது. மாரடைப்பை உருவாக்குவது இரத்தக் குழாயை அடைக்கும் சிறு உறைகட்டிதான் (Clot). இந்த உறை கட்டிக்கும் கொலஸ்டிராலுக்கும் எந்த சம்பந்தமும் இல்லை.

உறை கட்டி என்பது உடலின் கழிவுத் தேக்கம் தான். இது எங்கிருந்து உருவாகிறது என்பதை இன்னும் ஆங்கில மருத்துவம் கண்டுபிடிக்க முடியவில்லை. இதயநோய்க்கும், கொலஸ்டிராலுக்கும் பயந்து நாம் கொழுப்புள்ள உணவுகளை தவிர்க்கிறோம்.

உண்மையில், நம் உடலில் கொழுப்புக் குறைவு ஏற்பட்டால் புற்றுநோய் வருவதற்கான ஆபத்து இருக்கிறது.

நம் உடலில் உள்ள கோடிக்கணக்கான செல்களின் சுவர் கொலஸ்டிராலால் ஆனதுதான். தினமும் பல கோடி செல்கள் சாகின்றன. பல கோடி செல்கள் பிறக்கின்றன. இவற்றின் முழுமைக்கு கொழுப்பு அவசியம். நாம் இதய நோய்க்குப் பயந்து கொழுப்பைக் குறைத்தால் நம் அடிப்படை ஆரோக்கியமே கேள்விக்குறியாகிவிடும்.

இரத்தத்தில் உள்ள பொருட்களைக் கணக்கிடுவதில் உள்ள குழப்பங்களையும், அதனால் நம் உணவில் ஏற்படும் மாற்றங்களையும் பார்த்தோம். யூகக் கணக்குகள் இல்லாமல் முறையாக இரத்தத்தைப் பரிசோதிக்கவே முடியாதா? பரிசோதித்துச் சொன்னால் கூட அது சரியாக இருக்காதா? எனும் கேள்விகளுக்கு விடை காணலாம்.

ஒரு நிமிடத்தில் ஒரு கோடி

தலைப்பைப் பார்த்ததும் ஏதோ பரிசுப் போட்டி அறிவிப்பு என்று எண்ணி விடாதீர்கள். ஒரே நிமிடத்தில் ஒரு கோடி செல்களை எப்படி எண்ணி முடிப்பது என்ற இரத்தப் பரிசோதனை ரகசியத்தைத் தான் நாம் பார்க்கப் போகிறோம்.

இரத்த வெள்ளை அணுக்களை எண்ணும் பரிசோதனை குறித்துப் பார்க்கலாம்.

இரத்த வெள்ளை அணுக்களை எண்ணுவதற்காக கவுண்டிங் சேம்பர் என்னும் ஒரு கண்ணாடிக் கருவியைப் பயன்படுத்துகிறார்கள்.

இதில் நம்மிடம் இருந்து எடுக்கப்பட்ட ஒரு துளி இரத்தத்தை சில வேதிப்பொருட்களுடன் கலந்து வெள்ளை அணுக்கள் தவிர பிற அணுக்களைக் கொல்லுகிறார்கள். இரத்தத்துடன் கலந்த அந்த நிறக்கலவையின் சிறு துளியை மேற்கண்ட கண்ணாடிக் கருவியில் செலுத்துகிறார்கள். அதன் ஒவ்வொரு மூலையிலும் அமைந்துள்ள சதுர வடிவ அமைப்பு வெள்ளை அணுக்களை அங்கு தங்கச் செய்கிறது. வெள்ளை அணுக்களின் படிமானம் முடிந்த பிறகு அதனை நுண்ணோக்கியில் வைத்துப் பார்க்கிறார்கள்.

அந்தக் கோட்டில் வெள்ளை அணுக்கள் தங்காவிட்டால் என்ன செய்வது என்றோ, இரத்தத்தோடு கலக்கப்படும் வேதிப்பொருள் அதெப்படி வெள்ளை அணுக்களை மட்டும் விட்டுவைக்கும் என்றோ நீங்கள் கேட்டால் அறிவியலுக்கு எதிரானவராக்கப் படுவீர்கள். சொல்வதை மட்டும் அப்படியே நம்பி தொடருங்கள்.

கருவியின் நான்கு மூலைகளிலும் காணப்படும் சதுர வடிவத்தில் தங்கியிருக்கும் வெள்ளை அணுக்கள் எண்ணப்படுகின்றன.

ஒவ்வொன்றாக நான்கு மூலைகளிலும் உள்ள வெள்ளை அணுக்கள் எண்ணப்படுகின்றன. உதாரணமாக ஒரு மூலையில் 25. இன்னொன்றில் 28. மற்ற இரண்டு பக்கங்களிலும் 30 மற்றும் 32 என்று எண்ணப்படுகிறது. இதைக் கூட்டினால் வரும் தொகை 115. அவ்வளவுதான் பரிசோதனை முடிந்துவிட்டது.

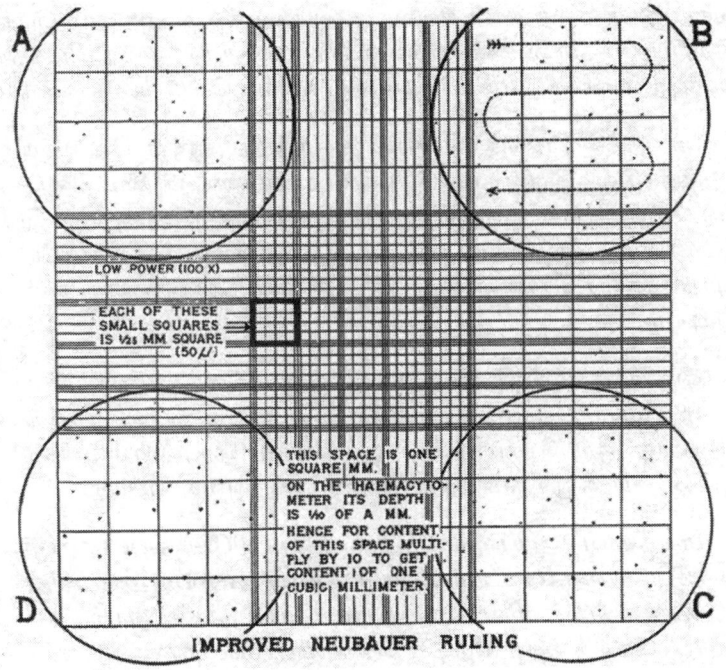

பரிசோதனை முடிவில் ஆயிரக்கணக்கில் கூறப்படும் வெள்ளை அணுக்களின் எண்ணிக்கை நூற்றுக் கணக்கில்தான் இருக்கிறது என்றெல்லாம் நீங்கள் கேட்கக் கூடாது. எவ்வளவு பெருந்தொகை வேண்டுமோ அந்த அளவிற்கு கணக்குப் பண்ணிக்கொள்ள வேண்டும். 115 என்ற எண்ணோடு 50ஐ பெருக்கிக் கொள்ள வேண்டும். அப்படியானால் இப்போது விடை என்ன? 5750. ஆமாம்... இதுதான் ஒரு சதுர மில்லி மீட்டர் இரத்தத்தில் உள்ள வெள்ளை அணுக்களின் எண்ணிக்கை.

எல்லா சதுர மில்லி மீட்டர் இரத்தத்திலும் இதே அளவு வெள்ளை அணுக்கள்தான் இருக்குமா? அப்படியெல்லாம்

உறுதியாகச் சொல்ல முடியாது. நீங்கள் டெஸ்டிற்கு கொடுத்த இரத்தத்தின் ஒரு துளியின் பத்தில் ஒரு பகுதியில் இருந்த வெள்ளை அணுக்களைத் தான் பரிசோதனை முடிவுகள் சொல்லும்.

இரத்த அணுக்கள் எண்ணிக்கை முறைகளைப் பொறுத்த வரை இதே கதை தான் எல்லா அணுக்களுக்கும். அதிலும் இரத்த சிவப்பணுக்களின் எண்ணிக்கையாக இருந்தால் ஒரு நிமிடத்தில் கோடிக்கணக்கில், மில்லியன்களில் விடை கொடுக்க வேண்டும்.

சமீபத்தில் டெங்கு காய்ச்சல் இருக்கிறதா என்று கண்டுபிடிக்க இரத்தத்தில் இருக்கும் இரத்தத் தட்டுகள் (பிளேட்லெட்ஸ்) எண்ணிக்கையை வைத்து முடிவு செய்தார்கள். அதையும் இதே போல சில அணுக்களை எண்ணி, கால்குலேட்டரின் உதவியோடு முடிவுகளைச் சொன்னார்கள். இப்படித்தான் அணுக்களை எண்ண முடியும்.

ஒரு சதுர மில்லி மீட்டரில் உள்ள எல்லா அணுக்களையும் முழுமையாக எண்ணி முடிக்க வேண்டுமானால் ஒரு நாள் போதாது. ஒரு நோயாளிக்கே இவ்வளவு நேரம் செலவளித்தால் எல்லா நபர்களுக்கும் அணுக்களை எண்ணுவது எப்படி?

மருத்துவ ஆய்வுக்கூடங்களில் பரிசோதனைகளை விட கால்குலேட்டர்களே முக்கியமானவை. அவற்றின் கணக்கீடுகளின் அடிப்படையில்தான் நாம் நம் உடல்நலத்தைத் தேடிக் கொண்டிருக்கிறோம்.

நாளமில்லாச் சுரப்பிகளும் நாற்பது பொய்களும்

ஒரு நிமிடத்தில் பல கோடி அணுக்களை எண்ணும் பரிசோதனையைப் பார்த்தோம். அதே போல, நோயாளிகளை கோடிக்கணக்கில் உருவாக்க உதவும் ஹார்மோன் பரிசோதனைகளையும் அவை குறித்த பொய்களையும் பார்க்கலாம்.

இக்காலத்தில் செய்யப்படும் ஆய்வுக்கூட பரிசோதனைகளில் மிக முக்கிய இடம் பிடித்திருப்பவை ஹார்மோன் பரிசோதனைகள். இவற்றின் முடிவுகளைக் கொண்டுதான் பல நோய்கள் இருப்பதாக நம்பப்பட்டு, சிகிச்சை துவங்கப்படுகிறது.

தைராய்டு, இன்சுலின் போன்ற பல ஹார்மோன்கள் இந்த பரிசோதனைகளில்தான் அளவு குறிக்கப்படுகின்றன. ஹார்மோன்கள் என்பவை உடலின் பல இடங்களில் அமைந்துள்ள நாளமில்லா சுரப்பிகளில் இருந்து சுரக்கப்பட்டு, அவை இரத்தத்தில் கலக்கின்றன. இரத்தத்தில் கலந்துள்ள ஹார்மோன்களை பரிசோதனை செய்து முடிவுகளை அறிவிப்பதுதான் இந்தப் பரிசோதனை.

ஹார்மோன்கள் பரிசோதனையில் இரண்டு விதமான முரண்பாடுகள் இருக்கின்றன. ஒன்று - பரிசோதனை பற்றியது. இரண்டு - ஹார்மோன்களின் நிலை பற்றியது.

முதலில் பரிசோதனைகள் குறித்துப் பார்ப்போம். இரத்தத்திலுள்ள ஹார்மோன்களை பரிசோதனை செய்ய வேண்டுமானால் நோயாளியிடம் இருந்து பெறப்பட்ட இரத்தத்தை உடனே பரிசோதிக்க வேண்டும். அல்லது குறிப்பிட்ட வெப்பநிலையில் இரத்தத்தைப் பராமரிக்க வேண்டும்.

ஏனென்றால் இரத்தத்திலுள்ள ஹார்மோன்கள் வெப்பநிலை மற்றும் காற்றுடன் வினைபுரியும் தன்மை கொண்டவை. அவ்வாறு மாறுதல் ஏற்படுமானால் பரிசோதனை முடிவுகள் ஏற்ற இறக்கங்களுடன் இருக்கும்.

இவ்வகை ஹார்மோன் பரிசோதனைகளுக்கான இரத்தம் நோயாளியிடம் இருந்து பெறப்பட்டு, மும்பையில் உள்ள ஹார்மோன் ஆய்வுக்கூடத்திற்கு அனுப்பப்படும் வழக்கம் பல ஆண்டுகளாகப் பின்பற்றப்பட்டு வந்தது.

நோயாளியின் இரத்தத்தை எப்படி அனுப்புவார்கள் தெரியுமா?

இங்கிருந்து குரியர் சர்வீசில் இரத்தத்தை சின்ன பாட்டிலில் இட்டு அனுப்பி விடுவார்கள். இரண்டு நாளோ, மூன்று நாளோ கழித்து இரத்தம் மும்பையை அடையும். பின்பு பரிசோதிப்பார்கள்.

இப்படி பரிசோதிக்கப்படும் ஹார்மோன் அளவு எப்படி சரியானதாக இருக்கும்?

இப்போதும் இந்த ஹார்மோன் ஆய்வுக்கூடங்கள் பெருநகரங்களில் மட்டுமே இயங்குகின்றன. ஆய்வுக்கூடங்களுக்கு குரியரில் இரத்தத்தை அனுப்பும் அதே வழி முறையைத்தான் இன்றும் பின்பற்றி வருகிறார்கள்.

கனடாவில் இயங்கிவரும் ஈஸ்டர்ன் லேப்ஸ் என்ற நிறுவனம் 2005 ஆம் ஆண்டு தன்னிடம் ஹார்மோன் பரிசோதனைக்கு வந்த நபர்களில் 383 பேருக்கு தவறான பரிசோதனை முடிவுகளை அளித்தது. அந்த முடிவுகளின் அடிப்படையில் பலருக்கு புற்று நோய் என்றும் தைராய்டு என்றும் இன்னும் பல கொடூரமான நோய்கள் உள்ளன என்றும் சிகிச்சை துவங்கப்பட்டது.

பின்பு சந்தேகத்தின் அடிப்படையில் அவர்களின் உடல் அறிகுறிகள் மற்றும் பிற சோதனைகள் செய்யப்பட்ட போது அவர்கள் நோயாளிகள் அல்ல என்பது புரிந்து கொள்ளப்பட்டது. ஈஸ்டர்ன் லேப்ஸ் மீது தொடரப்பட்ட வழக்கில் கனடா அரசின் சார்பில் "ஹார்மோன் பரிசோதனை தவறுகளுக்கான விசாரணை கமிஷன்" அமைக்கப்பட்டது. இறுதியில் ஈஸ்டர்ன் லேப்ஸ்

அளித்த ஹார்மோன் பரிசோதனை முடிவுகளில் 42% தவறான முடிவுகள் என்பது உறுதி செய்யப்பட்டது.

இதில் தவறுகள் பரிசோதனை முறைகளில் மட்டும் இருக்க வாய்ப்பில்லை. ஆய்வுக்கூடங்களுக்கு வழங்கப்பட்ட பரிசோதனை முறைகளின் படி சரியாக பரிசோதிக்கப் பட்டாலும் இவ்வாறான தவறுகள் ஏற்பட வாய்ப்பு அதிகம். அதற்கான முதல் காரணம் இரத்தம் புறச்சூழல்களால் பாதிக்கப்படுவது. இரத்தம் பெறப்பட்டு நீண்ட நேரம் (நாட்கள்) கழித்து பரிசோதிக்கப்படுவது போன்றவை.

இதுதவிர இயல்பாக நம் உடலில் ஏற்படும் ஹார்மோன் அளவுகளும் ஒரே மாதிரியாக இருக்காது. நம் உடலின் தேவைக்கேற்ப ஹார்மோன்கள் மாற்றமடையும். ஒவ்வொரு ஹார்மோனும் தனித்து இயங்குவதில்லை.

ஒரு ஹார்மோன் குறையும் போது மற்றொன்று அதிகரிக்கும். ஒரு ஹார்மோன் அதிகரிக்கும் போது மற்றொன்று குறைந்து போகும். இது உடலின் இயல்பு.

உதாரணமாக தைராய்டு ஹார்மோன்களில் ஒன்று TSH. இந்த TSH சுரந்தால்தான் மற்ற தைராய்டு ஹார்மோன்கள் சுரக்கும். பிட்யூட்டரியில் இருந்து சுரக்கும் TSH தைராய்டைத் தூண்டி விடுகிறது. அதே போல, நம்முடைய மன உணர்ச்சிகள், செல்களின் தேவை போன்ற நிலைகளிலும் ஹார்மோன் மாற்றம் அடையும்.

நம் உடல் ஆபத்தை உணர்ந்தால் பயம் ஏற்பட்டு அட்ரினலின் சுரக்கும். அட்ரினலின் சுரக்கும் போது இன்சுலின் சுரப்பை உடல் நிறுத்திக் கொள்ளும். இப்படி அட்ரினலின் சுரந்தால்தான் நம் உடலில் இரத்த ஓட்டம் அதிகரித்து நம்மால் அதிரடியாக செயல்பட முடியும். இவ்வாறு மன உணர்ச்சிகளின் அடிப்படையில் ஹார்மோன்கள் மாற்றமடைகின்றன.

நாம் ஏற்கனவே பார்த்தது போல, உடல் செல்களுக்கு குளுக்கோஸ் கிடைக்காத போது (உணவு இல்லாத போது) சேமிக்கப்பட்ட கிளைக்கோஜனை வெளியே கொண்டு வருவதற்காக அட்ரினலின் சுரக்கும். அப்போதும் இன்சுலின்

சுரக்காது. அப்படி கிளைக்கோஜன் குளுக்கோசாக மாற்றப்பட்ட பிறகு, அட்ரினலின் நின்று போகும். இன்சுலின் சுரக்கும். இது இயல்பான உடல் சூழலில் ஏற்படும் ஹார்மோன் மாற்றம்.

இரசாயன மருந்துகளால் ஆன துணை உணவுகள், நேரடி மருந்துகள், பருவகால மாற்றம், மூலிகைகள் போன்ற காரணங்களாலும் ஹார்மோன் மாற்றம் ஏற்படுவது சமீபத்திய ஆய்வுகளில் உறுதி செய்யப்பட்டிருக்கிறது. உணவுகளில் முட்டைக் கோசு, புரோக்காலி, கிழங்குகள், வேர்களில் இருந்து பெறப்படும் காய்கறிகள், விதை முளைகள், கடுகு, காபி போன்றவைகளும் பல்வேறு ஹார்மோன் மாற்றங்களுக்கு காரணமாக அமைகின்றன என்பது கலிபோர்னியா ஹார்மோன் ஆய்வாளர் டாக்டர் ரிச்சர்டு ஷேம்ஸின் அறிக்கை.

காலை நேரத்தில் ஹார்மோன் பரிசோதனைகளுக்கு எடுக்கப்படும் இரத்தத்திற்கும் மாலை வேளையில் எடுக்கப்படும் இரத்தத்திற்குமே வேறுபாடுகள் உள்ளன. இப்படி ஹார்மோன் பரிசோதனைகள் செய்து கொள்வதற்கு ஆறு முதல் எட்டு வாரங்களுக்கு முன்பே ஹார்மோன் அளவு மாற்றத்தை ஏற்படுத்தும் உணவு வகைகள், மருந்துகள், துணை உணவுகள், மூலிகைகள் போன்ற பல்வேறு காரணிகளையும் ஒழுங்கு படுத்திக் கொள்ள வேண்டும் என்று அமெரிக்க ஆய்வாளர்கள் மருத்துவர்களுக்கு பரிந்துரைத்துள்ளனர்.

உடல் முழுவதும் உள்ள தொடர் பின்னலாக ஹார்மோன்கள் செயல்படுகின்றன. ஹார்மோன்களின் முழு இயக்கமும், அதன் தொடர்புப் பின்னலும் இன்னும் முழுமையாகக் கண்டறியப்படவில்லை.

இதை நினைவில் கொள்ளாமல் மாறிக் கொண்டே இருக்கும் ஹார்மோன்களைப் பரிசோதித்து, அதை மட்டுமே நம்பி கோடிக்கணக்கோனோரை நோயாளிகள் ஆக்குவது சரியான முறையா? இதுதான் நிரூபிக்கப்பட்ட அறிவியலா?

இலவச நோய்கள்

இதுவரை நாம் பார்த்த நடைமுறைகள் அனைத்தும் உடல்நலக் குறைவு காரணமாய் மருத்துவமனைப் படியேறிவர்களுக்கு மட்டும்தான் பொருந்தும். அப்படி மருத்துவத்தை நாடிப் போகிறவர்கள் ஆய்வுக்கூடங்களுக்குப் பரிந்துரைக்கப்படுகிறார்கள். அவர்களுக்கு பரிந்துரைக்கப்படும் பரிசோதனைகள் பற்றி நாம் இதுவரை உள்ள பக்கங்களில் பார்த்து வந்தோம்.

நோயில்லாமல் ஆரோக்கியமாக வாழ்ந்து கொண்டிருக்கும் போதும் சில நேரங்களில் நாமாகவே ஆய்வுக்கூடங்களுக்குச் செல்லும் நிலை ஏற்படுகிறது. அப்படி எப்போது ஆய்வுக்கூடங்களுக்குச் செல்கிறோம்?

ஒன்று - தெருத்தெருவாய் பன்னாட்டு மருந்துக் கம்பெனிகளின் ஏற்பாட்டில் இலவச நோய் கண்டறிதல் முகாம்களின் வழியாக நாம் பரிசோதிக்கப்படுவது.

இன்னொன்று - நம் குழந்தைகளை தொட்டிலோடு கொண்டு போய் ப்ரீ.கே.ஜி.யில் சேர்க்கப் போகும் போது பள்ளிகளின் நிர்பந்தத்தால் குழந்தையின் இரத்த வகையை அறிந்து கொள்வதற்காக. இந்த இரண்டு சமயங்களிலும் நாம் மருத்துவ ஆய்வுக்கூடங்களுக்குத் தள்ளப்படுகிறோம்.

முழு உடற் பரிசோதனை என்றும், இலவச நோயறிதல் என்றும் பலவகைப் பெயர்களில் இப்போது துவங்கியிருக்கும் புதிய வியாபாரம் மேலை நாடுகளில் இருந்து இந்தியாவிற்கு இறக்குமதியானது. இந்த மேலை நாடுகளில் தயாராகின்ற மருந்துகளை மக்கள் தொகை அதிகமுள்ள இந்தியா போன்ற நாடுகளில் கட்டாய விற்பனை செய்வதற்கான சூழலை

ஏற்படுத்துவதற்காக இத்தகைய இலவச பரிசோதனைகள் தலை எடுத்துள்ளன.

உலக அளவில் இன்று மருந்து உற்பத்தி சில நாடுகளைச் சேர்ந்த பன்னாட்டு கம்பெனிகளின் கைகளில் இருக்கின்றன.

அமெரிக்கா	**-**	**34%**
ஜெர்மனி	**-**	**17%**
ஜப்பான்	**-**	**20%**
ஸ்விட்சர்லாந்து	**-**	**10%**

உலக மருந்து தயாரிப்பில் - வளர்ச்சியடைந்த பணக்கார நாடுகள் 88.5% மருந்துகளை உற்பத்தி செய்கின்றன. மூன்றாம் உலகநாடுகள் 11.5% மருந்துகளைத் தயார் செய்கின்றன. மருந்துச் சந்தையில் மிக அதிகமாக உற்பத்தி செய்யும் நாடுகள் அதை விற்றுத்தீர்க்க வேண்டிய காட்டாயத்திலுள்ளன. சாதாரண மனிதர்களிடம் நோய் பற்றிய பயத்தை ஏற்படுத்தினால் மருந்து விற்பனையை அதிகரிக்க முடியும் என்ற தந்திரமே இலவச பரிசோதனை முகாம்களின் அடிப்படை.

- ஜான் பிரெத்லெட் "மருந்துத் தொழிலில் பன்னாட்டு நிறுவனங்களின் குற்றங்கள்" என்ற நூலில் மருந்துக் கம்பெனிகளின் உலகளாவிய மோசடிகளை, தந்திரங்களை விளக்கியுள்ளார்.

- அமெரிக்காவின் பாதுகாப்பு மற்றும் பரிமாற்றக்குழுவின் கோப்புகளை ஆராய்ந்த ஜான் பிரெத்லெட் - அமெரிக்க மருந்துக் கம்பெனிகள் தங்கள் விற்பனைக்காக ஏராளமான பணத்தை லஞ்சமாக வழங்கியுள்ளன என்று நிரூபித்துள்ளார்.

- கார்லோ எர்பா என்ற இத்தாலிய மருந்துக் கம்பெனி சக்தி வாய்ந்த எதிர்ப் பொருட்களை மிட்டாயுடன் கலந்து வயிற்றுப்போக்கு தடுப்பு இனிப்புகள் என்று விற்பனை செய்தது.

- ஐரோப்பாவில் தலைவலிக்காக விற்கப்பட்ட ஒரு மருந்து, பாகிஸ்தானில் சாண்டஸ் என்னும் ஸ்விட்சர்லாந்து நிறுவனம் எடை கூட்டும் மருந்தாக விற்பனை செய்தது.

- மருந்துக் கம்பெனிகள் தங்கள் மொத்த உற்பத்திச் செலவில் 20 சதத்தை மருத்துவர்களுக்கு அளிக்கப்படும் லஞ்சங்கள், விருந்துகள் ஆகியவற்றுக்காக செலவிடுவதாகவும், அதிலும் இந்தியா போன்ற நாடுகளில் இச்செலவிற்கு அதிகமான பணம் ஒதுக்கப்படுவதாகவும் ஐ.நா. புள்ளி விபரம் கூறுகிறது. (UNCTC 1979).

- ஹார்வேட் பல்கலைக்கழக பேராசிரியர். மார்சியா ஏஞ்சல் "மருந்துக் கம்பெனிகள் எப்படி நம்மை ஏமாற்றுகின்றன?" என்ற தனது நூலில் பன்னாட்டுக் கம்பெனிகளின் தந்திரங்களை தெளிவாக்கியுள்ளார்.

- டாக்டர். ஜான் அம்ப்ரோசர் எழுதியுள்ள "மருந்து மயக்கத்தில் அமெரிக்கா" என்ற நூலில் எப்படி மனிதர்களின் பயங்களும், துயரங்களும் காசாக்கப்படுகின்றன என்று விளக்கியுள்ளார்.

இந்தக் குறிப்புகளே மருந்துக் கம்பெனிகள் தங்கள் லாப வேட்டைக்காக எந்த எல்லைக்கும் செல்லும் என்பதை நமக்குத் தெளிவாக்கும். அப்படி கம்பெனிகளின் ஏற்பாட்டில் நடக்கும் நோயாளி பிடிக்கிற வேலையைத்தான் இலவச முகாம்கள் செய்கின்றன. இது மக்கள் சேவை அல்ல.

உடலில் இயல்பான இயக்கத்தில் மாறுபாடோ அல்லது தொந்தரவுக்கான அறிகுறிகளோ இன்றி மருத்துவர்களிடம் ஆலோசனை பெற வேண்டிய அவசியம் எப்போதும் இல்லை.

நம் குழந்தைகளை (சிசுக்களை) பள்ளியில் சேர்க்கும் போது இரத்த வகையைத் தெரிந்து கொள்ளுமாறு கட்டாயப்படுத்தப் படுகின்றனர்.

எதற்காக இரண்டரை வயதுக் குழந்தையின் இரத்த வகையைப் பார்க்க வேண்டும்?

ஏதாவது எமர்ஜென்ஸியில் தேவைப்பட்டு விடும்...

என்ன எமர்ஜென்ஸி?

நேரடியாகச் சொன்னால் ஆக்ஸிடெண்ட் ஏற்பட்டு விட்டால் இரத்தம் ஏற்றுவதற்காக.

எண்ணம் போல் வாழ்வு என்றார்கள் நம் முன்னோர்கள். குழந்தையின் முதல் நாளிலேயே எமர்ஜென்ஸி குறித்து யோசிக்க வைக்கும் நவீன கல்வி முறை வாழ்க.

முதன் முதலில் பள்ளிக்குச் செல்லும் குழந்தையின் பால பாடமாகவும், பெற்றோர்களுக்கு குழந்தையின் எதிர்காலத்தைப் பற்றிய ஆரூடமாகவும் 'எமர்ஜென்ஸி' விளங்குகிறது. இது ஒரு புறம் இருக்கட்டும்.

குழந்தைக்கு இப்போது பார்க்கப்படும் குரூப் எனும் இரத்த வகை பரிசோதனை எமர்ஜென்ஸியில் எப்படிப் பயன்படும்?

குழந்தையின் அடையாள அட்டையைப் பார்த்து அதன் இரத்த வகையைத் தெரிந்து கொள்ளலாம்.

அதுவும் சரிதான். உண்மையிலேயே ஒரு விபத்து ஏற்பட்டு விடுகிறது. அதில் அடிபட்டு இரத்தம் சேதமான குழந்தையின் அடையாள அட்டையைக் கண்டுபிடித்து, மருத்துவமனையில் சேர்த்து விடுகிறோம் என்றே வைத்துக் கொள்வோம். (ஒரு விபத்தில் அல்லது அறுவை சிகிச்சையில் சேதமடைந்த இரத்தத்தின் அளவு 700 மி.லி. என்றால் அதற்கு உடனே இரத்தம் ஏற்ற வேண்டும் என்று பரிந்துரைக்கிறார்கள் மருத்துவர்கள். அதே 700 மி.லி. (இரண்டு யூனிட்) தானமாகப் பெறப்படும் போது தானம் கொடுக்கும் நபருக்கு ஆபத்து எதுவும் இல்லை என்றும் சொல்கிறார்கள். இப்படித் தொடரும் இரத்த தானம் பற்றிய சர்ச்சைகள் ஒரு புறம் இருக்கட்டும். நாம் துவங்கிய இடத்திற்கே வருவோம்.

மருத்துவமனையில் சேர்க்கப்பட்ட குழந்தையின் இரத்தம் பி.பாஸிடிவ் (B+) என்று அடையாள அட்டை சொல்கிறது. இந்த இடத்தில் நாம் இரத்த வகைகள் பற்றி கொஞ்சம் தெரிந்து கொள்வது நல்லது. இரத்தத்தில் எ, பி, எபி, ஓ (A, B, AB, O) என்ற பிரிவுகளும், பாசிடிவ் - நெகடிவ் என்ற வகைகளும் உள்ளன. இதில் பாசிடிவ் - நெகடிவ் என்பது என்ன தெரியுமா?

இதை ஆங்கிலத்தில் ஆர்.ஹெச்.டைப் என்று சொல்வார்கள். இதில் ஆர்.ஹெச். என்பது ரீஸஸ் என்ற குரங்கு இனத்தைக் குறிக்கும். உங்களுடைய இரத்தம் பாஸிடிவாக இருந்தால் குரங்கு

வகையோடு பொருந்துகிறது என்று அர்த்தம். நெகடிவ் என்றால் பொருந்தவில்லை என்று அர்த்தம். (நெகடிவ் என்பதற்காக நான் குரங்கிலிருந்து வந்தவன் இல்லை என்றெல்லாம் சொல்லக்கூடாது). ரீஸஸ் இன குரங்கின் இரத்த வகையைத்தான் உரசும் காரணியாகப் பயன்படுத்துகிறார்கள். மனிதர்களின் இரத்த வகையை வேறுபடுத்திப் பார்க்க இப்படிச் செய்கிறார்கள்.

குழந்தையின் இரத்தம் பி.பாஸிடிவ் (B+) என்று வைத்துக் கொள்வோம். உடனே அதே பி.பாஸிடிவ் (B+) இரத்தத்தைப் பெற்று உடனே ஏற்றி விடுவார்களா?

அப்படி ஏற்ற முடியாது. ஏனென்றால் ஒரே இரத்தப் பிரிவாக, வகையாக இருந்தாலும் ஒரு வேளை இரத்தம் பொருந்தாமல் போகலாம். அதனால் ஏற்றப்போகும் இரத்தத்தையும், தேவைப் படுபவரின் இரத்தத்தையும் மறுபடியும் சோதனை செய்து பார்ப்பார்கள்.

என்ன சோதனை தெரியுமா?

இரண்டு இரத்தத்தத்தையும் ஒரு கண்ணாடித் துண்டில் இட்டு, அவை ஒன்றாக இருக்கிறதா என்று நுண்ணோக்கியில் பார்ப்பார்கள். ஒரே வகை, ஒரே பிரிவாக இருந்தும் சில நபர்களின் இரத்தம் ஒன்று சேராமல் சண்டை போட்டுக் கொள்ளும். இப்படி சண்டை போடுகிறதா என்று பார்க்கிற பரிசோதனைதான் "கிராஸ் மேட்சிங்" என்று அழைக்கப்படுகிறது. (ஒருவேளை பரிசோதனை செய்து கொண்டிருக்கும் போது சண்டை போடாமல், மனிதர்களைப் போல அவர்களுடைய அணுக்களும் அப்புறமாகச் சண்டை போட்டால் என்ன செய்வது என்றெல்லாம் கேள்வி கேட்கக்கூடாது. அப்புறம் புதுசா ஆராய்ச்சி பண்ணவேண்டி வரும்.)

இப்படி, எவ்வளவு எமர்ஜென்சியாக இருந்தாலும் எப்படியும் கிராஸ் மேட்சிங் பார்க்கத்தான் போகிறார்கள். இந்தப் பரிசோதனை செய்யாமல் இரத்தம் ஏற்றப் போவதில்லை. இதற்காக பல ஆண்டுகளுக்கு முன்பாக அதுவும் பள்ளியில் சேர்க்கப் போகும் போதே இரத்த வகைப் பரிசோதனை எதற்கு அவசரமாகச் செய்கிறார்கள்? தேவையில்லைதானே?

கல்வியைப் புதிதாகக் கற்கத் துவங்கும் போது ஆய்வுக்கூடங்களுக்குப் போய் ஆசீர்வாதம் பெற வேண்டியிருக்கிறதா? அல்லது இப்போது இருக்கும் கல்வி முறையின் வழியே மருத்துவமனைகளுக்கும், ஆய்வுக்கூடங்களுக்கும் எப்படியும் செல்ல வேண்டியிருக்கும் என்பதை உணர்த்துவதற்காகவா?

இப்படி தேவையில்லாமல் இரத்த வகை பார்க்க வேண்டிய அவசியமில்லை. பெரும்பாலோருக்கு அவர்களுடைய வாழ்நாள் முழுவதுமே இரத்த வகையை அறிந்து கொள்ள வேண்டிய அவசியம் இருக்காது.

இரத்த வகையில் இன்னும் ஒரு செய்தி மிச்சம் இருக்கிறது. எதற்காக கிராஸ் மேட்சிங் பார்க்கிறார்கள்? என்று பார்த்தோம். ஒரே வகையை, ஒரே பிரிவைச் சேர்ந்த இரத்தம் கூட பல வேளைகளில் சேராமல் போக வாய்ப்பிருக்கிறது என்பதால்தான்.

அதெப்படி ஒரே இரத்தம் சேராமல் போகும்?

விஞ்ஞானிகள் பல ஆண்டுகளாக முயன்று இக்கேள்விக்கு பதில் கண்டுபிடித்திருக்கிறார்கள். இந்தக் கருவிகள் உள்ளதை அப்படியே காட்டிவிட்டுப் போய்விடும். அவை பதில் சொல்வதில்லை. விஞ்ஞானிகள்தானே பதில் தேட வேண்டியிருக்கிறது.

நீங்கள் பி.பாஸிடிவ் என்று வைத்துக் கொள்வோம். உங்கள் குடும்பம் பாரம்பரியமாக சைவ உணவே சாப்பிட்டு வந்திருக்கிறது என்றால், அதே பி.பாஸிடிவ் இரத்தம் உள்ள இன்னொருவர் பாரம்பரியமாக அசைவம் சாப்பிட்டிருந்தால் இருவருடைய இரத்தமும் சேராமல் போக வாய்ப்பிருக்கிறது. (பாரம்பரியமாக சைவமாக இருந்து அசைவத்திற்கு மாறினால், அல்லது பாரம்பரியமாக அசைவமாக இருந்து சைவத்திற்கு மாறினால் அவர்கள் இரத்தம் சேருமா? என்று குறுக்கே கேள்வி கேட்கக்கூடாது. அதெல்லாம் அப்புறம் கண்டுபிடிப்பார்கள்)

இப்படி ஒருவரின் உணவு முறை கூட இரத்தம் ஏற்றுவதற்கு தடையாக இருக்கும் என்று கண்டுபிடிக்கப்பட்டிருக்கிறது. எமர்ஜென்ஸியை எதிர்பார்த்து பத்து, இருபது ஆண்டுகளுக்கு

முன்பே இரத்தத்தைப் பரிசோதிக்கும் நாம் இந்த உணவு வகையையும் சேர்த்து குறித்து வைத்துக் கொண்டால் நல்லதுதானே? எப்படி குறித்து வைப்பது?

ஏற்கனவே உள்ள இரத்தப் பிரிவுகள்:

A1B - POSITIVE	A1B - NEGATIVE
A2B - POSITIVE	A2B - NEGATIVE
B - POSITIVE	B - NEGATIVE
O - POSITIVE	O - NEGATIVE

இப்படி உள்ள இரத்தப் பிரிவுகளின் பெயர்களோடு உணவு வகையையும் சேர்த்து விடலாம்.

B - POSITIVE- NON VEG.	B - NEGATIVE - NON VEG.
B - POSITIVE- VEG.	B - NEGATIVE - VEG.

இரத்தப் பிரிவையும், அதன் வகையையும் எப்போது அறிந்து கொண்டாலும் அது தனியாகப் பயன்படப் போவதில்லை. உண்மையிலேயே அப்படிப் பயன்படும் சூழல் இருந்து, அது வந்தால் அப்போது பார்த்துக் கொள்ளலாம் இல்லையா?

இலவசப் பரிசோதனைகள் என்றோ, சும்மா இரத்த வகையைத் தெரிந்து கொள்வோம் என்றோ ஆய்வுக்கூடங்களுக்குப் போக வேண்டிய அவசியமில்லை.

உடல் தொந்தரவுகள் ஏற்படும் போதும், உதவி தேவைப்படும் போதும் தான் மருத்துவரிடம் போகலாம். பிற சந்தர்ப்பங்களை தவிர்த்து விடுவது உடல் நலனையும், மன நலனையும் பாதுகாக்கும் வழிகளாகும்.

வாங்க... நாங்க இருக்கோம்...

இதுவரை நாம் பார்த்ததன் அடிப்படையில் மருத்துவ ஆய்வுக்கூடங்களில் நடப்பவற்றை மூன்று விதமாகப் பிரிக்கலாம்.

ஒன்று: ஆய்வுக்கூடங்களில் இருந்து மருத்துவர்களுக்கு வழங்கப்படும் பெருந்தொகை பரிசோதனைகளை உண்மையிலேயே செய்வதற்கு தடையாக இருக்கிறது. பரிசோதனைக்கு ஆகின்ற செலவுகளை விட பல நேரங்களில் மருத்துவரின் பகிர்வுத் தொகை அதிகமாக இருக்கிறது. இந்த வியாபாரத்தின் அடிப்படையில் தேவையில்லாமல் எல்லா நோயாளிகளும் பரிசோதனைக்குப் பரிந்துரைக்கப் படுகின்றனர்.

இரண்டு: யூக முடிவுகள். ஒரு பரிசோதனையின் முடிவுகளைக் கொண்டு மற்ற முடிவுகளை கணக்கின் அடிப்படையில் வழங்குவது. இதற்கு உடலின் இயல்பை, மாற்றத்தை ஏற்காத மருத்துவக் கோட்பாடுகளும் ஒரு காரணம்.

மூன்று: துல்லியமான பரிசோதனை முடிவுகள் எப்போதுமே சாத்தியமில்லை. ஏனெனில் உடல் ஒவ்வொரு நிமிடமும் மாறுதலுக்கு உட்பட்டது. இரத்த அணுக்களின் எண்ணிக்கை ஆனாலும் சரி, இரத்தத்தில் கலந்துள்ள பிற பொருட்களாக இருந்தாலும் சரி, ஹார்மோன்களாக இருந்தாலும் சரி அவை புறச்சூழல், உடற்சூழல் போன்ற காரணங்களால் மாறுதலுக்கு உட்பட்டவை. உடலின் தேவையும், நாம் உண்ணும் உணவுகளும் உடற்சூழலை தீர்மானிக்கின்றன. பருவ கால மாற்றங்கள், இரத்த மாதிரிகளை ஆய்வகங்கள் நடத்தும் விதம் போன்றவை புற மாற்றங்களை ஏற்படுத்துகின்றன.

நம் உடலில் ஏற்படும் சின்னச் சின்ன உணர்ச்சிகளை, அறிகுறிகளை புறந்தள்ளிவிட்டு கருவிகளின் கணிப்பின் மூலமும், கற்பனை கணக்குகளின் மூலமும் அறிவிக்கப்படும் பரிசோதனை முடிவுகளை மட்டும் வைத்துக் கொண்டு உடல் ஆரோக்கியத்தை எப்போதும் தீர்மானிக்க முடியாது. அதை மீட்டெடுக்கவும் முடியாது.

மேற்கண்ட உண்மைகளையும், ஆய்வுகளின் குழப்பங்களையும் மனதில் கொள்ள வேண்டும். எல்லா நோய்களையும் தீர்மானிக்கிற சர்வரோக பரிசோதகராக ஆய்வுக்கூடங்களை நம்ப வேண்டியதில்லை.

இப்படிப்பட்ட உயர் தொழில்நுட்ப ஆய்வுக்கூடங்களையும், உயர் மருத்துவத்தையும் உலகிற்கு வழங்கிக் கொண்டேயிருக்கும் அமெரிக்காவில் ஆரோக்கியத்தின் நிலை என்ன?

அமெரிக்காவோடு சேர்த்து உலகின் பெரும் பணக்கார நாடுகளின் எண்ணிக்கை பதினான்கு. இதில் நோய்களும், மரணங்களும் அதிக அளவில் நடைபெறும் நாடு எது தெரியுமா? அமெரிக்கா தான்.

அதிக எண்ணிக்கையில் மருத்துவர்களையும், மருத்துவ தொழில்நுட்பத்தையும் கொண்ட அமெரிக்கா ஆரோக்கிய வரிசை பதினான்கில் பதிமூன்றாவது இடத்தில் இருக்கிறது.

"நோயறியும் தொழிலே மக்களைக் கொல்லும் பெரும் காரணியாகி வருகிறது" என்று குற்றம் சாட்டுகிறார் பிரிட்டிஷ் மெடிகல் ஜர்னலில் டாக்டர். ரிச்சட் ஸ்மித்.

திரும்பிய திசைகளில் எல்லாம் பயமுறுத்தல்கள். மருத்துவத்தின் பெயரால் நடத்தப்படும் அச்சுறுத்தல்கள். நோய்களைப் பற்றிய பயத்திலிருந்து நம்மை இரட்சிப்பதாக பன்னாட்டு வியாபாரிகள் பொருளாதார வேட்டைக்காக நம்பவைக்கிறார்கள்.

அறிவியலின் பெயரால் உலக மக்களின் மீது தொடுக்கப்படும் வணிகத் தாக்குதல்களை முறியடிக்க ஒவ்வொருவருக்கும் அறிவு அவசியம். அது சொந்த மண்ணிலிருந்து முளைத்து, பன்முகப் பார்வை கொண்ட அறிவாக இருந்தால்தான் மனித இனத்தின் ஆரோக்கியத்திற்கு வழிவகுக்கும்.

குணமடைதல் என்ற அற்புதமான சொல்லை நோயிலிருந்து விடுபடுதலைக் குறிக்க தமிழில் பயன்படுத்துகிறோம். இதற்கு வெறும் உடல்நலம் என்பது பொருளா? இல்லையே. குணம் என்பது மனிதனின் இயல்பு. மனதின் ஒழுக்கம்.

மருத்துவ உலகம் குணமடையட்டும்.

மக்கள் *நோய்களில்* இருந்து விடுபடுவார்கள்.

உதவிய நூல்கள்:

- நலம் சில விவாதங்கள் - அ. மார்க்ஸ்
- மருத்துவத்துக்கு மருத்துவம் - டாக்டர். பி.எம். ஹெக்டே (தமிழில்: டாக்டர். ஜீவானந்தம்)
- டாக்டர். ஹெக்டேவின் ஆங்கிலக் கட்டுரைகள்
- டாக்டர். ஃபஸ்லுர் ரஹ்மான் கட்டுரைகள்

மற்றும்

- இணைய தளங்கள்

அக்கு ஹீலர் அ. உமர் பாரூக் பிற மருத்துவ நூல்கள்

- உடலின் மொழி
- உணவோடு உரையாடு
- உடல்நலம் உங்கள் கையில்
- அக்குபங்சர் அறிவோம்
- இந்திய அக்குபங்சர்
- வீட்டுக்கு ஒரு மருத்துவர்
- தடுப்பூசி வெளிப்படும் உண்மைகள்
- மருத்துவத்தின் அரசியல்
- இந்தியாவில் அக்குபங்சர்
- உங்களுக்குள் ஒரு மருத்துவர்
- அக்குபங்சர் சட்டக் கையேடு
- குணமாக்கும் கலை
- நோயின்றி வாழ நான்கு வழிகள்
- VOICE OF HEALTH (ஆங்கிலம்)
- INDIAN ACUPUNCTURE (ஆங்கிலம்)
- சரீரத்திண்ற பாஷ (மலையாளம்)

புதிய நூல்கள்:
- நோய்களிலிருந்து விடுதலை
- மருத்துவ ஆய்வுக்கூடங்களில் நடப்பது என்ன?
- தொடு சிகிச்சை கற்போம்